KB076303

연예인처럼 예쁜 얼굴이 될 수 있다면…

연예인을 통해서 본

# 성형 이야기

연예인을 통해서 본 성형 이야기

**초판 1쇄 인쇄** | 2022년 01월 25일
**초판 1쇄 발행** | 2022년 02월 10일

**지은이** | 김인규
**퍼낸이** | 최화숙
**기　획** | 엔터스코리아(책쓰기 브랜딩스쿨)
**편　집** | 유창언
**펴낸곳** | **아마존북스**

**등록번호** | 제1994-000059호
**출판등록** | 1994. 06. 09

**주소** | 서울시 마포구 성미산로2길 33(서교동), 202호
**전화** | 02)335-7353~4
**팩스** | 02)325-4305
**이메일** | pub95@hanmail.net | pub95@naver.com


ISBN 979-89-5775-281-4 03510
값 15,000원



* 아마존북스는 도서출판 집사재의 임프린트입니다.

연예인처럼 예쁜 얼굴이 될 수 있다면…

# 연예인을 통해서 본 성형 이야기

김인규 지음

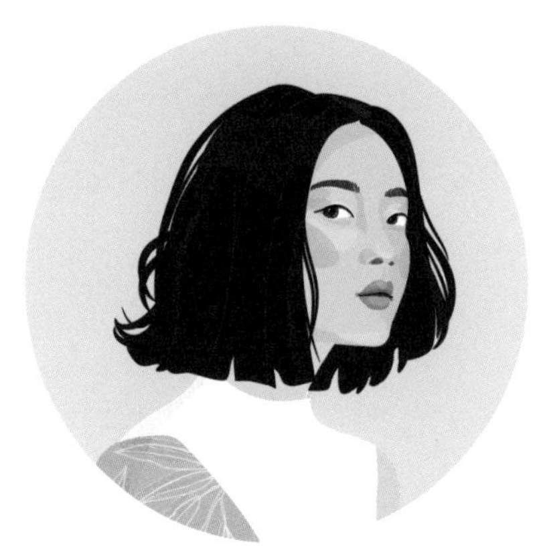

아마존북스

# 프롤로그

## 성형으로 행복해질 수 있을까?

사람들은 누구나 아름다워지고 싶어 합니다.

젊어지고 싶은 욕망도 사실은 아름다움을 유지하고 싶어서일 것입니다.

〈사피엔스〉의 저자 유발 하라리가 "인간에게는 존재하지도 않는 상상을 믿는 능력이 있다"라고 말했던 것처럼, 아름다워지고 싶은 사람들은 상상합니다.

한가인의 예쁜 코, 오드리 헵번과 같은 크고 또렷한 눈, 정우성처럼 나이와 상관없는 젊은 얼굴…… 성형전문의로 만나는 것은 그들의 상상입니다.

상상을 현실로 만드는 일은 당연히 가능하지 않습니다.

다만 현실적인 판단으로 접근할 때 그들이 원하는 눈, 코를 만드는 일은 불가능한 것만은 아닙니다. 그들이 연예인을 좋아하고 선망하긴 하지만 사실 곰곰이 생각해 보면 그렇게 될 수 없다는 것도 알고 있고, 똑같은 얼굴이 되고 싶은 것도 아니기 때문입니다.

결국 누구처럼 아름다워지고 싶어 하긴 하지만, 자신만의 개성 또한 잃어버리고 싶어 하지 않는 게 본인의 마음임을 깨닫는 데 어려움이 있는 것입니다.

'내 얼굴에 한가인의 코가 조화롭게 어울릴까?'

'눈이 상상하는 만큼 커질 수 있을까?'

결국 저의 고민은 연예인의 얼굴도 잘 알아야 하지만 고객 얼굴의 객관적인 분석에서부터 출발할 수밖에 없고, 그 고민의 결과를 고객과 함께 차분하게 공유하며 해피엔딩을 위한 방법을 함께 찾아 나갑니다.

행복해지는 방법을 찾아 나가는 길에서 깨달은 건, 아름다워지는 데에도 '나다움을 잃지 않는 것', '나의 인상을 지키는 것'이 모두 중요하다는 것입니다. 예뻐지는 것만큼 인상 변화의 가능성을 미리 예측하고, 적절한 방법과 선을 지키는 것이 결국에는 고객도 원하는 방향이기 때문이죠.

조화로운 아름다움, 자신만의 매력을 더 돋보이게 하는 아름다움이야말로 진정한 아름다움입니다. 아름다움이 자연스러울 때 가장 우아하고 가장 매력적으로 보이게 됩니다. 그리고 사람들은 자신이 매력적으로 보인다고 느낄 때 자존감을 느끼게 됩니다. 자존감은 운명을 바꾸는 힘이 되죠.

자신의 매력을 알게 되면서 생기는 자존감은 인생을 행복하게 만드는 비결입니다.

자존감은 다른 사람보다 더 잘나고 아름다워서 생기는 것이 아니라, '내가 나를 사랑하는 마음, 내가 나를 인정하는 마음'이므로 어떤 조건이나 상황에서도 자신감을 잃지 않게 하는 힘이기 때문입니다.

성형기술이 발전해 왔지만 한 가지 확실한 것은 '완성도 높은 기술'은 결국 자연스러운 변화를 잃지 않는 '고객 친화적인 방향'이란 것입니다. 물론 가능함과 가능하지 않음에 대한 구분은 여전히 명확하지만, 가능하지 않은 이유 또한 명확하기에 성형수술에 대한 막연한 기대나 두려움보다는 잘 이해하고 판단하는 것이 필요한 시대입니다.

이 책은 '연예인처럼 아름다워지기'나 '성형 비법'을 알려주는 책이 아닙니다. 자신이 행복해지는 방법을 찾는 조언이 담긴 책입니다. 거기에 성형전문의가 주는 약간의 팁이 보태졌을 뿐입니다.

이 책을 읽는 모든 사람이 "단지 누구의 눈, 코와 똑같아지는 '기술'이 중요한 게 아니라 자신의 매력을 살리는 접근과 생각이 더 중요하다"는 걸 느꼈으면 합니다. 성형수술을 바라보는 시선에도 '과유불급(過猶不及)'의 의미는 매우 중요한 가치입니다.

성형외과 전문의 김인규

## 차 례



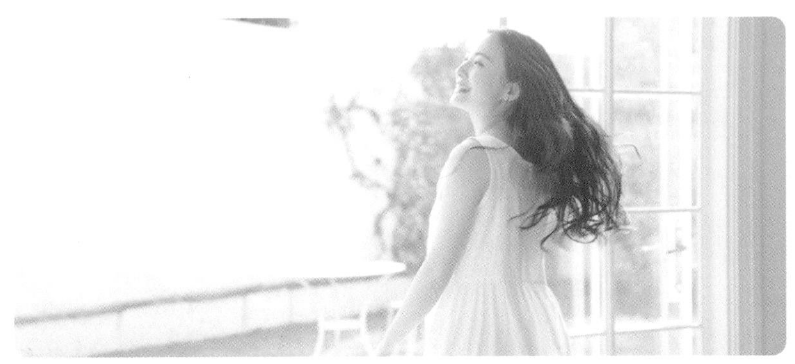

## part 1 눈目은 마음의 창窓이다

## part 2 과거, 현재, 그리고 미래, 나에게 맞는 동안솔루션은

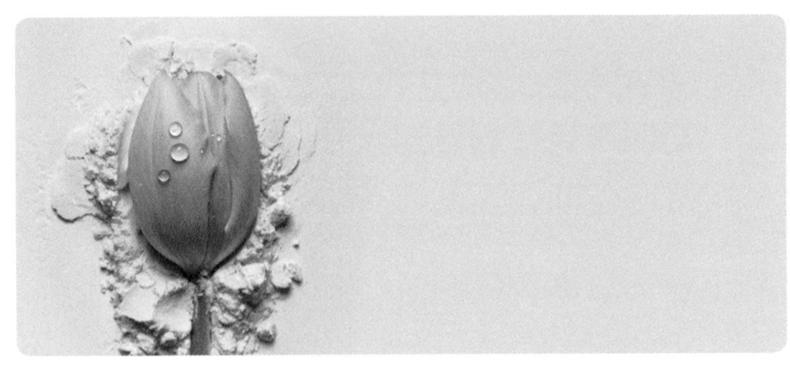

## part 3 대부분 첫인상은 얼굴 선線에서 결정된다

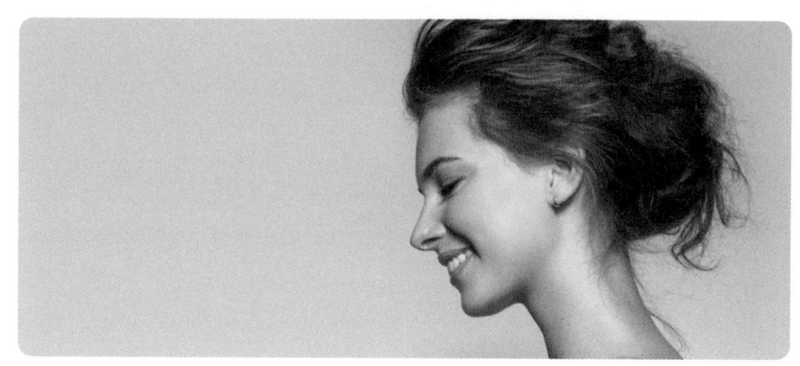

## part 4 피부와 몸매 라인은 여자의 자존심이다

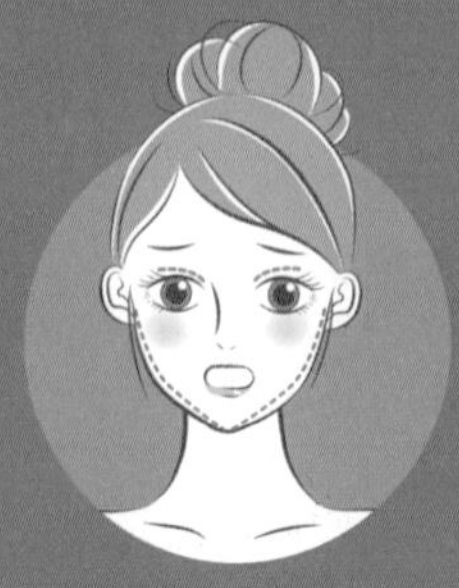

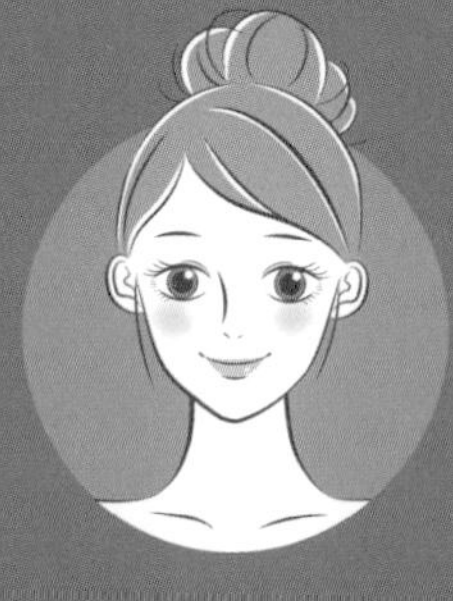

# part 1

눈성형편

# 눈目은 마음의 창窓이다

chapter 1

# 〈쌍꺼풀 성형〉 눈에 대한 고정관념, 또렷한 눈만 예쁜 걸까?

## 예쁜 눈을 가진 연예인은 누구?

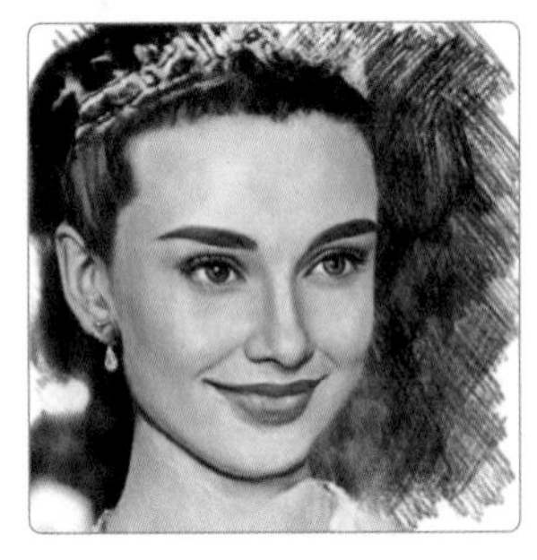

우리가 흔히 '예쁜 눈'이라고 말할 때 떠올리는 눈은 맑고 또렷하게 큰 눈이다. '로마의 휴일'의 오드리 헵번, 연정훈의 그녀 한가인 등이 대표적이다.

그런데 '또렷한 눈'이라고 말하기에는 약간 고개를 갸웃거리게 되는 연예인도 있다. 유느님 유재석 씨가 '가장 예쁜 여자 연예인'으로 꼽은, 별명조차 '예쁘지효'인 송지효 씨다. 런닝맨 멤버들이 일반인들에게 가장 많이 받는 질문이 "송지효 씨는 실물이 더 예쁜가요?"라고 할 정도로 넘사벽 미모지만, 그녀의 눈은 살짝 졸려 보이는 눈이다. 하지만 아무도 송지효 씨의 눈을 미모 감점 요인으로 보지 않는다. 오히려 부드럽고 친근한 인상으로 현재까지 런닝하고 있지 않은가.

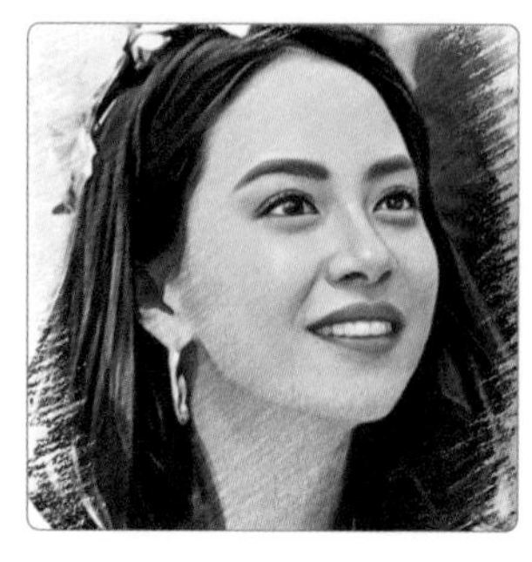

## 쌍꺼풀 라인이 살짝 높고, 졸린 느낌도 매력 있다

사실 송지효 씨 같은 남방계 타입의 얼굴은 눈이 큰 경우가 많다. 개인 차이가 있기는 하지만 눈이 크면서도 살짝 졸려 보일 수 있는데, 또렷하지 않아도 충분히 아름답다. 쌍꺼풀 성형을 고려하는 경우, 눈을 확실히 또렷하게 하는 것만이 아름다운 것일까? 송지효 씨의 예로 보듯 살짝 졸린 느낌, 쌍꺼풀 라인이 살짝 높으면서, 때로는 쌍꺼풀 라인이 분명하지 않은 눈도 매력이 있다. 인상이 좋아 보이고 선해 보이기 때문이다.

성형전문의로서 '눈성형' 시 가장 고민하는 것은 예뻐지면서도 인상을 너무 달라지지 않게 해주는 것이다.

## 예뻐지는 것=인상이 좋아지는 것?

예뻐지는 것과 인상이 좋아지는 것이 일치하면 좋은데, 눈성형을 했다는 사람들에게서 종종 그 둘이 일치하지 않는 경우가 있다.

'눈성형'을 원하는 사람들의 대부분은 똘망똘망하게 큰 눈을 원한다. 그런데 함정은 여기에 있다. 눈이 똘망똘망하게 커지면 예뻐지긴 하나, 반면에 강해져 보이고 인상이 많이 달라져 보일 수 있다. 성형전문의로서 성형에서 중요한 것은 '인상을 지키는 것'이라고 생각한다. 그러므로 본인의 인상을 지킬 수 있는 가장 자연스러운 방법을 찾기 위해 노력해야 한다. 꼭 쌍꺼풀을 다시 만드는 방법 말고도 다른 방법은 없는지 찾아보는 것이다. 눈성형 수술 방법이 여러 가지인 이유다.

## 눈성형 수술 방법이 여러 가지인 이유가 있다?

일반적으로 쌍꺼풀 수술 방법을 결정할 때, 눈꺼풀이 얇고 피부 처짐이 거의 없으며 눈 뜨는 힘이 양호하다면 '매몰법'을 선택한다.

반면 눈두덩이가 두텁고 피부도 늘어져 있다면 '절개법'을 고려하게 된다. 일명 '상안검성형'이라고도 불리는데, 피부도 많고 눈두덩이가 두터운 경우 지방과 근육 연부조직의 양이 지나치게 많으면 쌍꺼풀 형성에 문제가 생기는 경우가 많기 때문이다. 그리고 눈 뜨는 근육이 약할 경우 눈매교정을 통해서 눈 뜨는 근육의 힘을 보완하고 쌍꺼풀을 만드는 '눈매교정술'을 선택하게 된다.

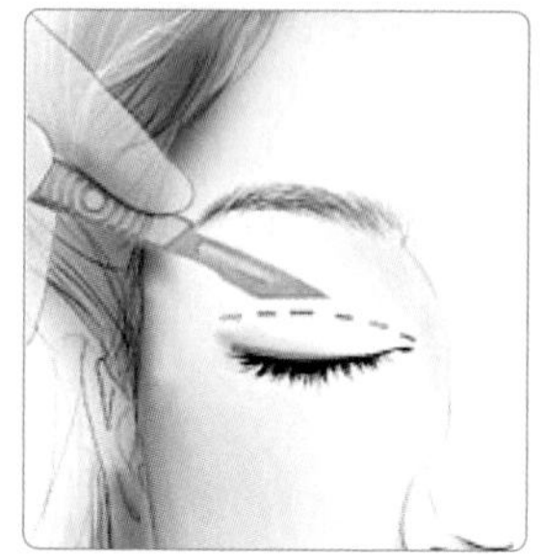

사실 자연산 쌍꺼풀 라인과 가장 유사한 수술 방법은 **'매몰법'** 이다.

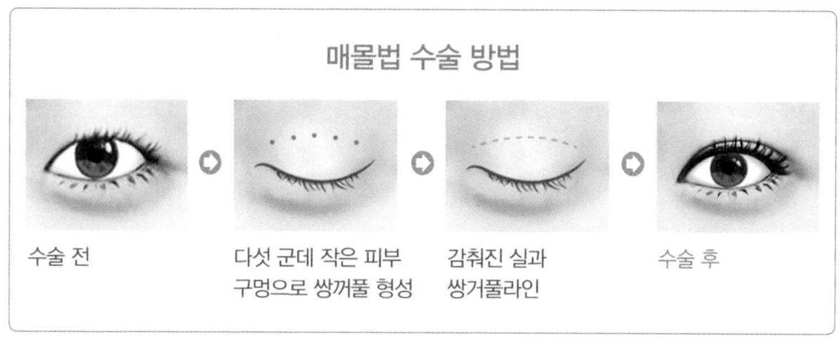


눈이 확 커지는 효과는 없지만, 눈이 비교적 크고 피부가 얇은 사람은 자연스럽게 좋은 인상을 유지할 수 있는 매몰법을 선택하는 것도 좋다. 덮인 피부로 동공이 가려져 있어 답답해 보였던 부분이 드러나고 쌍꺼풀 라인이 적당한 높이에 부드럽게 형성된다면, 설령 살짝 졸린 느낌이 남아 있어도 충분히 매력적으로 보일 수 있기 때문이다.

눈두덩이가 두껍고 늘어진 피부가 많을 경우 **'절개법'**이 필요할 수 있다.

반면 피부가 두꺼우면서 눈이 똘망하지 않은 사람에게 매몰법을 적용하면 라인 자체가 뻗어 나가지 못하고 선명하지 않아 수술이 잘못되었다고 생각하거나 만족도가 떨어지게 된다. 그러므로 이럴 때는 '절개법'이나 '눈매교정술'을 더 고려하게 된다.

chapter 2

# 〈눈매교정술〉 예쁜 눈을 위한 고민, 눈매를 교정해야 한다고?

'눈매교정술'은 절개법 수술에 더하여 눈을 뜨는 구조도 다른 수술법이므로 비교적 신중하게 결정해야 한다. 하지만 한국인의 경우에는 경계성이거나 경증의 안검하수가 꽤 많기 때문에, 졸려 보이는 정도와 피부 두께, 눈썹 처짐 같은 눈꺼풀 컨디션을 종합적으로 판단해야 한다. 그 결과 개선할 포인트가 많다면 어쩔 수 없이 '눈매교정술'을 고려해야 하는 게 더 현명할 수 있다.

## 눈매교정술 신중하게 결정해야…

눈매교정은 크게 두 가지 방법이 있다.

## 1. 절개 눈매교정술

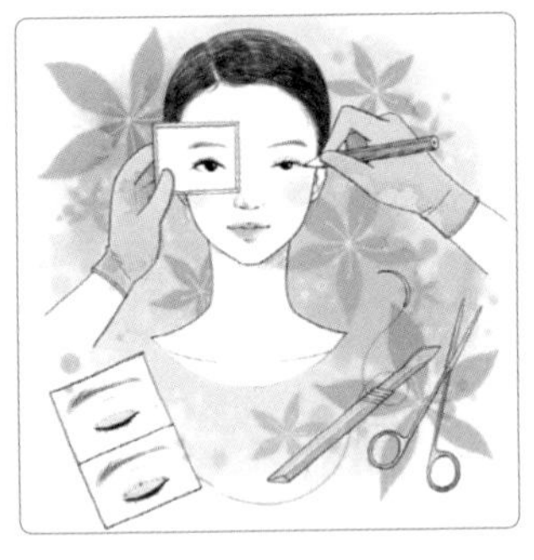

원래 절개법 수술 방법에서 발전하였기 때문에 눈꺼풀이 두툼하거나 피부가 많이 남는 경우, 먼저 절개법 쌍꺼풀 수술과정을 통해 연부조직과 피부를 충분히 줄여주는 과정이 이루어진다. 그런 후 눈 뜨는 힘이 부족하다고 판단되면 눈을 뜨는 근육조직인 '안검거근'의 근막부분과 '검판'이라고 불리는 속눈썹 안쪽에 있는 연골조직과의 연결부분을 정상화하거나 힘 전달을 강화하는 복잡한 과정을 거치게 된다. 이 모든 과정을 통칭하여 그냥 '눈매교정술'이라고 부른다.

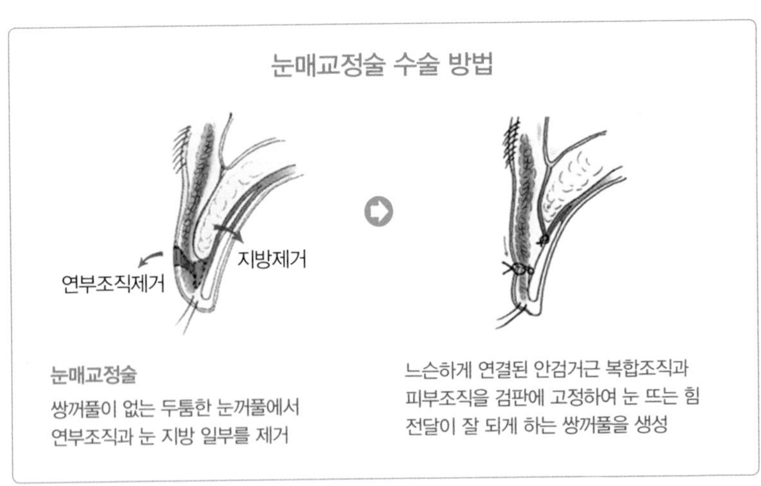

눈매교정술 수술 방법
지방제거
연부조직제거
눈매교정술
쌍꺼풀이 없는 두툼한 눈꺼풀에서
연부조직과 눈 지방 일부를 제거
느슨하게 연결된 안검거근 복합조직과
피부조직을 검판에 고정하여 눈 뜨는 힘
전달이 잘 되게 하는 쌍꺼풀을 생성

## 2. 비절개 눈매교정술

최근에는 '비절개 눈매교정술'도 많이 시행하는데, 눈꺼풀 피부가 너무 두껍지 않고 처진 피부가 많지 않으면서 살짝 졸린 정도라면 비절개 방식의 눈매교정 수술 방법으로도 매우 좋은 결과를 낼 수 있다. 경우에 따라 비절개 눈매교정술로 눈 재수술도 가능하다.

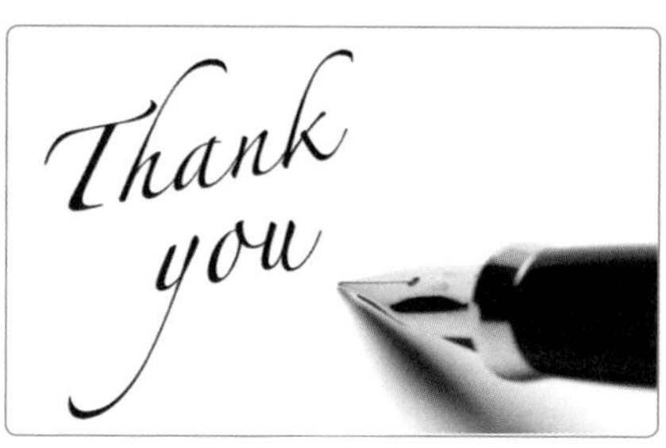
Thank you

심지어 예전 절개법 쌍꺼풀 수술의 라인이 흐릿해서 문제가 있거나 살짝 졸린 상태인 경우 복잡한 재수술과정 없이 비절개 눈매

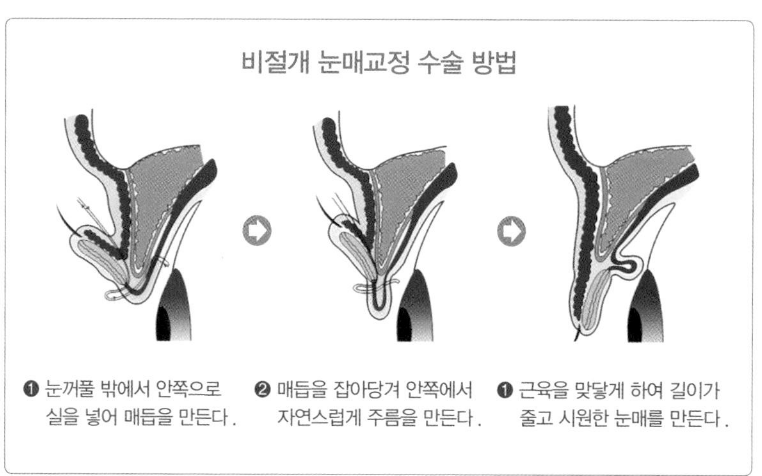
비절개 눈매교정 수술 방법
❶ 눈꺼풀 밖에서 안쪽으로 실을 넣어 매듭을 만든다.
❷ 매듭을 잡아당겨 안쪽에서 자연스럽게 주름을 만든다.
❶ 근육을 맞닿게 하여 길이가 줄고 시원한 눈매를 만든다.

교정술만으로도 비교적 간단하게 해결될 수도 있다. 비절개 눈매교정술은 한마디로 '**고마운(?) 수술법**'인 셈이다.

전에는 없었던 비절개 방식의 눈매교정술은 아직 처짐이 많이 발생하지 않은 10대부터 30대 초반까지, 웬만큼 두툼한 눈매가 아니라면 비절개이지만 매우 완성도 높은 쌍꺼풀이 가능해지는 수술법이기에 고마운 것이다.

비절개 눈매교정술은 풀리지 않을까? 하는 의구심을 갖는 사람들이 많다. 하지만 수술 방법이 많이 발전해 거의 풀리지 않으면서 눈을 뜨는 근막의 힘을 결막을 통해서도 충분히 강화시킬 수 있어서 흉터를 최소화하면서 두 마리 토끼를 잡을 수 있게 되었다.

**Q 비절개 눈매교징술로 수술을 하면 풀리지 않을까?**

눈수술 방법에 따라 약간 다를 수 있지만 수술용 봉합사로 조직간의 유착을 유도하는 방법이므로 강화된 근막의 힘 전달과 함께 내부유착으로 형성된 쌍꺼풀 라인이 거의 풀리지 않는다.

절개법에 비해서는 풀릴 가능성이 조금 더 있는 것은 사실이나 선천성 안검하수가 아니면서 안검하수가 심하지 않은 경우, 아직 나이가 어리거나 피부 탄력이 있는 경우에는 의미 있는 선택이 될 수 있다.

## 흉터가 생길까? 인상이 변할까?

고민하면서도 절개방식을 선택할 수밖에 없었던 시대에 비해 지금은 흉터 고민도 없고 인상까지 지킬 수 있는 비절개 방식의 쌍꺼풀 수술이 가능한 시대이다. 게다가 성형시간마저 놀라울 정도로 단축되었다. 피부에는 흉터가 없지만 자연유착 흉터조직이 쌍꺼풀 선 안쪽에 생성되어 거의 풀리지도 않는다. 한국에서만 많이 구사되는 쌍꺼풀 수술 방법이기도 하다.

원점으로 돌아가서 '비절개 방식'의 쌍꺼풀은 '매몰법'과 '비절개 눈매교정'이라는 수술법이 있는데 과유불급이라는 단어가 있듯이 쌍꺼풀이 없더라도 피부가 얇고 눈이 크다면 살짝 졸려 보이더라도 눈매교정 과정이 없이, 매몰법만으로도 자연스러운 결과를 얻을 수 있다. 물론 개선할 포인트가 좀 더 많을 때는 눈매교정을 고려하는 것이 더 현명할 수 있다.

앞으로 어느 정도까지 성형기술이 발전하고 새로운 수술법이 등장할까?

성형외과 전문의로서도 매우 기대가 된다.

## chapter 3

# 〈처진 눈꺼풀 성형 1〉 김성령처럼 예쁜 쌍꺼풀이 될 수만 있다면

### 예쁜 쌍꺼풀(일명 '상안검수술')은 희망 성형수술 1위

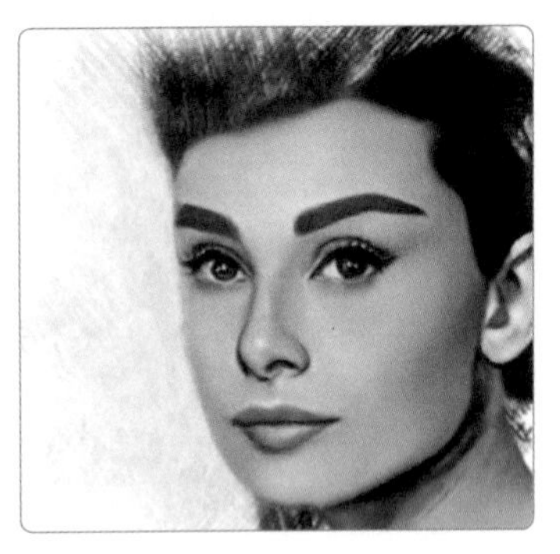

한번쯤, 수지(배수지)나 오드리 헵번 같은 맑고 큰 눈을 가진 자신을 상상해 보지 않은 여성이 있을까?

그래서인지 예쁜 쌍꺼풀은 희망 성형수술 부동의 1위이다.

그런데 쌍꺼풀수술은 젊은 여성만 하는 수술이 아니다. 나이 들어서도 여러 가지 이유로 쌍꺼풀 수술을 고려하는 이들이 제법 많다. 눈이 처지면서 있던 쌍꺼풀도 흐려지고, 눈매에 생기가 없고 눈도 작아 보이게 되니 40~60

대가 동안을 고민하면서 제일 먼저 생각해 보는 게 쌍꺼풀 수술(상안검수술)인 경우가 많다.

하지만 나이가 들어 쌍꺼풀 수술한다는 생각에 스스로 제동을 거는 이유는?

'처진 눈매의 얼굴을 예쁘게 바꾸려다 잘못하면 인상이 사나워지거나 변할 수 있기 때문'이다.

→ 이것은 반은 맞는 말이고 반은 틀릴 수도 있는 표현이다.

### 반이 맞는 이유는?

수술 후에 눈썹의 위치 변화로 인상에 실제로 변화를 줄 수 있다는 데에 있다. 노화현상으로 눈꺼풀이 처지면서 이마와 눈썹도 함께 처지게 되는데 처진 증상은 주로 눈꺼풀에만 집중되어 나타나기 때문에, 처진 눈꺼풀만 해결되면 예전처럼 될 것같이 쉽게 생각할 수 있지만, 수술 후 눈썹이 많이 내려올 수 있다고까지는 잘 예상하지 못하는 경우가 많다.

사실 눈썹의 위치는 평소에 거울 속에 비친 내 눈썹의 위치보다 실제로는 더 낮게 처져서 내려와 있는 상태이다. 즉 쌍꺼풀 수술을 해서 눈이 편해지면 눈썹이 원래 위치를 찾아 내려올 수도 있다는 얘기이다. 눈썹이 내려오면 인상은 좋든 나쁘든 어느 정도는 변할 수밖에 없다.

### 반이 틀린 이유는?

인상변화를 일반화시키기에는 개인별 노화 정도나 피부 두께, 쌍꺼풀 유무와 눈의 구조가 다 달라서 실제로 인상이 거의 변하지 않거나 인상이 오히려 좋아지는 경우도 꽤 많기 때문이다.

이런 사례의 대표적인 여자 배우가 **'김성령'**이다. 20대 '인간 샤넬'로 블랙핑크 제니가 있다면, 김성령은 50대 '인간 샤넬'로 불릴 정도로 명품 얼굴을 가진 배우다. 나이 들어서도 젊음과 아름다움을 유지하고 있는 것을 과시하듯, 얼마 전 예능프로그램 〈황금어장-라디오스타〉에 '곱게 늙은 언니들' 특집에 등장하기도 했다.

실제 또 다른 예능프로그램 〈아는 형님〉에 출연해 20대 여배우들과 견주어도 뒤지지 않는 외모를 뽐내며 교복을 찰떡같이 소화하기도 했다. 그래서 늘 "과연 몇 살일까?" 나이가 소환되곤 하는 그녀가 성형수술을 했다는 것은 이제 공공연한 비밀이다.

2014년 예능프로그램 〈택시〉에 출연하며 "나이가 들어 눈가가 처지는 것 때문에 쌍꺼풀 수술을 했다"고 고백한 이후, 사람들은 그녀의 미모를 지키는 데에 눈성형이 한몫을 했음을 알게 되었다.

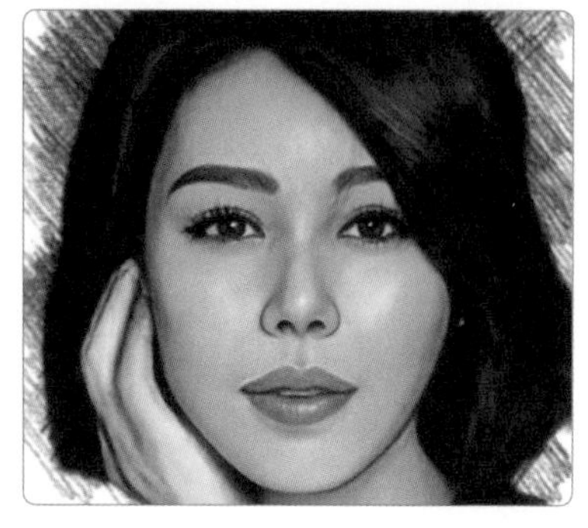

그런데 그녀의 눈매가 혹은 인상이 부자연스럽다고 느낀 사람이 있을까? 성형전문의의 입장에서 보아도, 그녀는 지금도 나이가 무색할 정도의 동안 미모다. 나이 들어 쌍꺼풀 수술을 했지만 이미지 훼손은커녕 "화장하기가 편해졌다"고 말하는 그녀의 얼굴은 확실히 예전보다 더 정리된 느낌이다.

나이 들어서도 잘 정리된 쌍꺼풀 수술은 좀 더 단정하고 액티브한 이미지와 젊음을 되찾아 주는 마법의 키가 된다. 즉 '나이 들어 쌍꺼풀 수술을 해도 예뻐질 수 있다.'

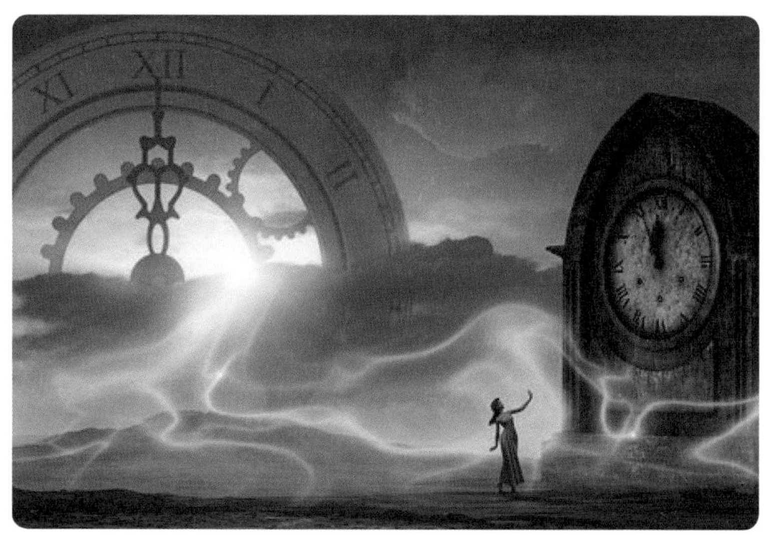

나이 들어 쌍꺼풀 수술을 했을 때 성공 확률이 높은 경우는 눈과 눈썹 사이의 거리가 어느 정도 있는 상태에서 원래 쌍꺼풀이 있었거나 피부가 얇은 경우이다. 피부를 절제하는 수술의 특성상 피부가 얇은 것은 매우 유리한 조건이고 원래 쌍꺼풀이 있었기 때문에 정리된 형태의 쌍꺼풀이 다시 형성되었다 해도 인상이 크게 달라질 이유가 되지 못한다.

젊었을 때 쌍꺼풀이 예쁘게 있었는데 처져 가는 경우 나이 들었다고 해도 인상변화 때문에 쌍꺼풀 수술을 너무 두려워할 필요가 없다. 오히려 김성령의 경우처럼 인상변화는 적고, 이미지가 정리되는 순기능도 있기 때문이다.

인상의 변화는 앞서 얘기한 바와 같이 눈썹이 크게 내려올 상황에 기인한다. 즉 쌍꺼풀이 없던 사람이 쌍꺼풀이 생기거나 눈이 졸리운 사람이 눈이 또렷해지게 되면, 눈썹이 어느 정도 내려오는 상황이 생긴다.

눈썹도 함께 처져 있는지는 잘 모르는 상태에서 나이가 들어 보이는 원인을 처진 눈꺼풀 탓만 하는 경우가 많다. 현재의 눈처짐은 눈썹을 치켜올리고도 역부족으로 남은 처짐이므로 실제로는 훨씬 많이 처진 상태임을 간과한 것이다.

이런 경우에는 쌍꺼풀 수술보다는 눈썹 아래쪽 또는 이마로 접근하는 것이 나을 수도 있는데 오늘의 주제를 살짝 벗어나는 얘기가 될 것 같다. 눈썹을 치켜올려서 이마에 주름이 생기는 것이니,

사실 이마주름 원인의 100퍼센트는 눈 처짐이나 눈이 졸립거나 하는 눈의 문제 때문이라고 해도 과언이 아니다. 결국 눈처짐을 해결하는 데에는 생각보다 복잡한 '변수'가 존재한다.

# chapter 4

# 〈처진 눈꺼풀 성형 2〉 나이 들어 쌍꺼풀이 생긴다면 인상이 변할까?

쌍꺼풀 수술을 하고 인상이 변하는 정도가 다 같을까?

피부가 얇고 원래 쌍꺼풀이 선명하게 있었던 분은 나이가 들어서 쌍꺼풀 수술을 해도 인상변화가 적다고 언급한 바 있다. 그렇다면 어떤 경우에 쌍꺼풀 수술을 하고 수술한 티가 많이 나게 되고, 인상이 변하게 되는지 알아보자.

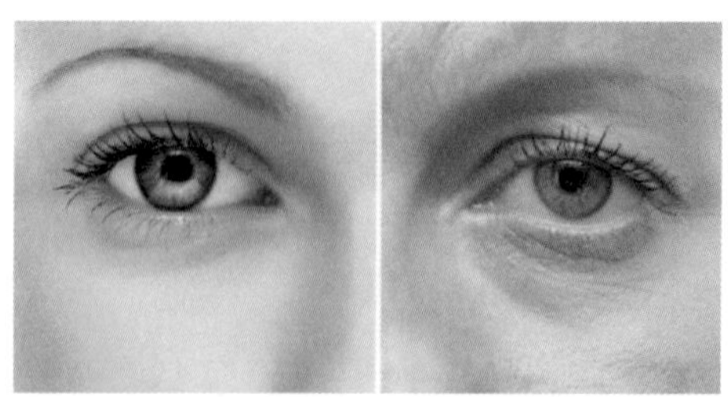

### 첫째, 원래 쌍꺼풀이 없고 피부가 두꺼운 경우다.

중년 이후 '상안검성형'이라고 불리는, 동안을 위한 쌍꺼풀 수술은 늘어진 여유분의 피부절제를 알맞게 하는 것이 핵심이므로 피부의 절제 양을 잘 계산해서 부족하지 않게 충분히 하는 것이 중요하다.

피부가 두껍고 쌍꺼풀이 없던 사람이 쌍꺼풀 수술을 하게 되면 상대적으로 얇은 피부가 사라지고 절개선 위의 두꺼운 피부가 접히면서 쌍꺼풀이 형성되므로 초기에는 어색한 느낌이 들 수밖에 없고, 없던 쌍꺼풀이 생겼으므로 인상이 변할 수밖에 없다. 물론 시간이 많이 지나면 피부에 결이 잡히면서 많이 자연스러워지긴 한다.

### 둘째, 눈썹이 심하게 내려올 것으로 예상되는 경우다.

눈이 원래 많이 졸려 보였거나 처짐이 심해서 눈썹을 치켜 뜨는 습관이 매우 심했던 경우에는 수술 전 눈썹 모양을 관찰했을 때 눈썹이 위아래로 움직임이 매우 심한 것을 알 수 있다.

나이 들어 하는 쌍꺼풀 수술(상안검성형)은 기능적으로도 눈을 편하게 해주는 순기능도 있기 때문에 안검하수가 있다면 눈이 잘 떠지도록 개선해 주게 되고, 처진 눈꺼풀도 미용적으로 잘 정리해

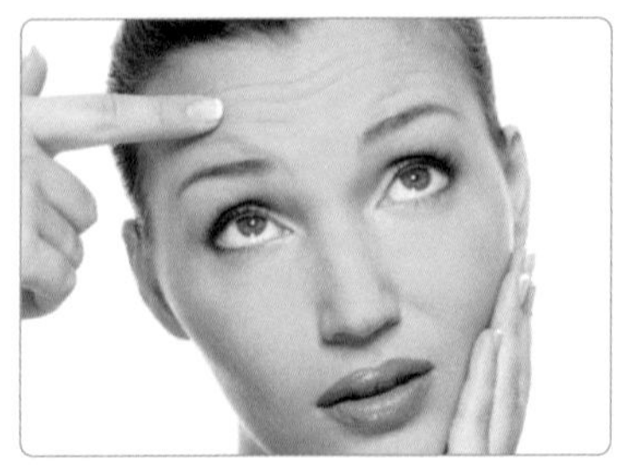

서 피부가 시야를 가리지 않게 해서 결과적으로 눈이 매우 편해지게 되는데, 이럴 때는 수술 후에 눈썹은 에누리 없이 원래 위치로 내려오게 된다. 즉, 부작용이 아니라 원래 그렇게 되는 것이 정상이다.

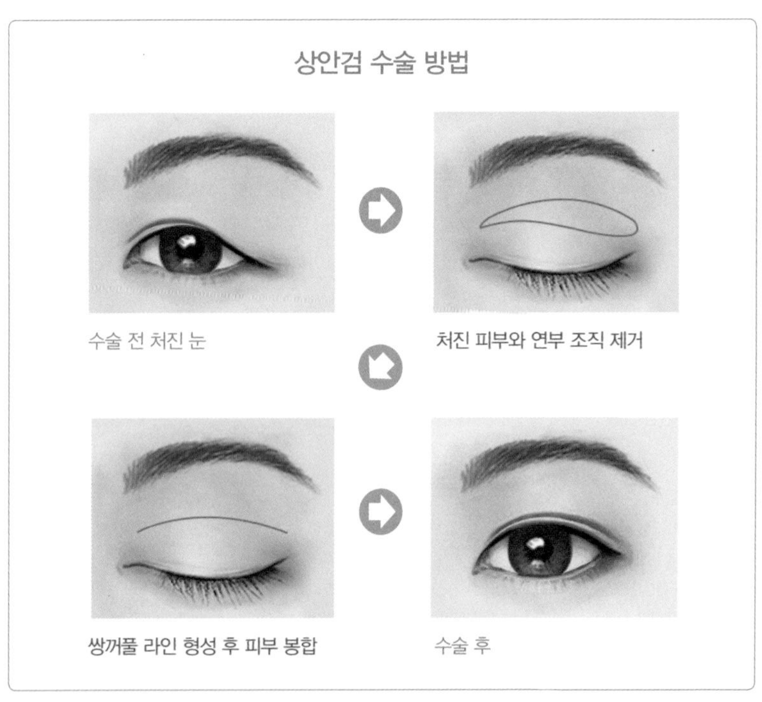
상안검 수술 방법
수술 전 처진 눈
처진 피부와 연부 조직 제거
쌍꺼풀 라인 형성 후 피부 봉합
수술 후

'눈썹이 많이 내려오게 되면 어떻게 될까?'

결과적으로 인상이 사나워지거나 강해져 보이는 것은 피할 수 없게 된다. 수술이 잘 되었는지 여부와는 무관한 얘기다.

**셋째, 눈과 눈썹 사이 거리가 원래부터 너무 가까운 경우다.**

눈과 눈썹 사이가 원래 가까운 경우에 쌍꺼풀 수술을 하게 되면 쌍꺼풀 라인 형성과정도 어렵고 라인 높이도 매우 작게 되기 쉽고, 쌍꺼풀 라인 위쪽 피부가 불룩 튀어나와 보여 눈은 커지나 전반적으로는 시원해 보이는 느낌보다 눈만 커지고 눈두덩이가 두툼해 보이는 약간 어색한 인상이 될 수도 있다.

또 쌍꺼풀 수술을 했어도 라인이 너무 낮아서 잘 보이지 않고 눈이 약간 들어가 보일 가능성도 높아서 여성이라면 미적 완성도에 불만을 가질 수 있다.

인상변화가 크게 예상되는 경우에는 결국 어떻게 눈처짐을 해결하는 것이 좋을까?

**'남자인지 vs. 여자인지', '피부가 얇은지 두꺼운지', '눈이 졸리운지 아닌지'** 등 여러 요소를 고려해서 결정하는 것이 현명하다.

이런 경우라면 쌍꺼풀 수술만 고집하기보다는 **'눈썹하거상술'**이나 **'엔도타인을 이용한 이마눈썹거상술'** 같은 눈처짐과 연관된 성형수술도 함께 포괄적으로 고려해 보는 것이 좋다.

낯선 수술용어가 갑자기 추가로 등장했는데, 각각의 수술법에 대해서는 따로 자세하게 논해 보고자 한다. 좀 복잡해 보이지만 미

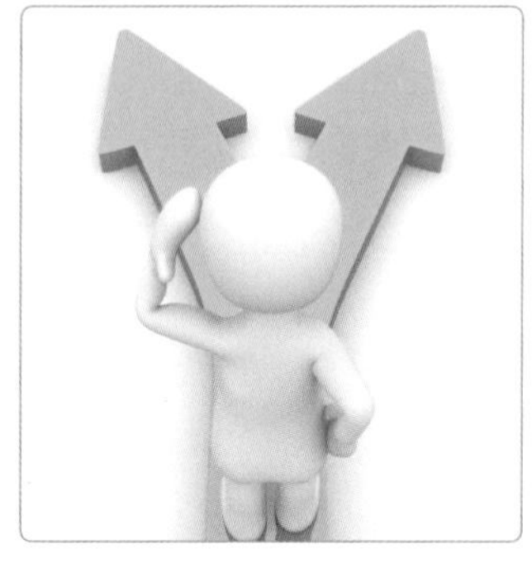

적 완성도가 높은 아름다운 동안 눈 성형을 위해서는 장단점이 있는 여러 가지 수술기법을 전반적으로 이해하고 본인에게 맞는 수술법을 잘 찾아나가는 것도 중요하다.

프랑스 소설가 앙드레 지드는, "늙기는 쉬워도 아름답게 늙기는 어렵다."라고 말했다. 콜린즈는, "노령에 활기를 주는 진정한 방법은 마음의 청춘을 연장하는 것"이라고 했다. 하지만 의료기술의 발전으로 아름답게 늙는 것, 아름다움을 유지하는 것이 쉬워진 오늘날 주름진 얼굴, 처진 눈매로 마음까지 처질 필요는 없지 않을까?

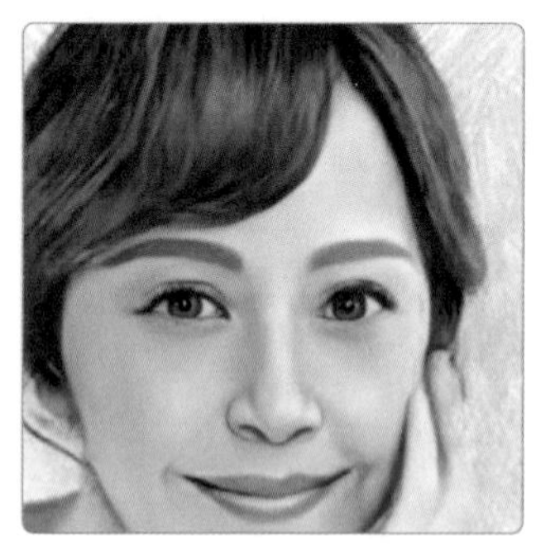

최근 활발하게 활동하는 서정희만 보더라도 60에 임박한 나이를 전혀 느낄 수 없다. 타고난 미모이긴 하지만, 아름답게 살고자 하는 그녀의 의지가 그녀를 청춘 미모에 머무르게 하는 건 아닐까?

나이가 들어도 그녀처럼 크고 시원한 눈매를 욕심내는 이들이라면 쌍꺼풀 수술 역시 전혀 두려워할 필요가 없다.

성형수술이라는 것이 어찌 보면 자기만족이긴 하지만 심리적으로나 심미적으로 미치는 영향이 지대하기 때문에 수술을 결정하기

전에 먼저 충분한 상담을 통해 정보를 얻고, 수술 결과의 장단점에 대한 이해를 기반으로 본인의 선택에 주관이 발휘될 때 더 의미가 커지고, 본인 만족도도 높아진다고 본다.

그것이 성형전문가가 존재하는 이유이기도 하다.

## chapter 5

# 〈트임성형 1〉 신의 한 수? 박민영 눈이 어땠길래

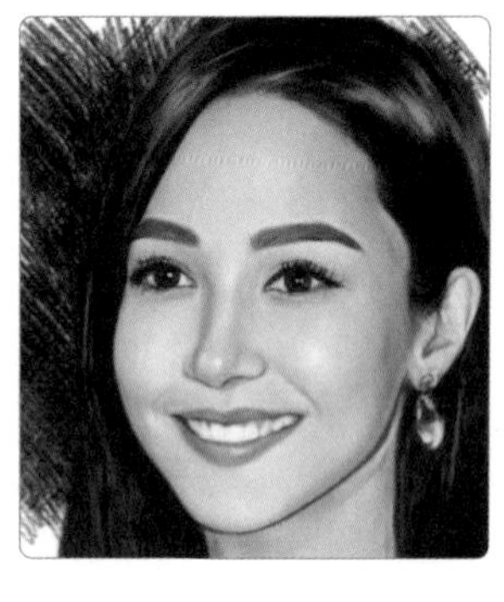

쌍꺼풀 수술은 이제 성형 축에도 못 낄 정도로 대중화된 성형이지만, 아직도 '얼마나 자연스럽게 예쁜가?'가 화두이다. 그래서인지 자연스럽고 예쁜 눈으로 변신한 쌍꺼풀 수술 연예인들이 여전히 주목을 받는다. 눈성형 이전과 이후를 비교한 사진을 찾는 것도 어려운 일이 아니다. 그중에서 '세상에 이런 일이?'라는 덧글이 달릴 정도로 변신한 연예인이 '박민영'이다.

'성균관 스캔들'로 급부상한 박민영. 그녀는 이미 수년 전, MBC 예능프로그램 〈기분 좋은 날〉에서 "중학교 시절 쌍꺼풀 수술을 받았다"는 사실을 공개하면서 과거 모습을 담은 영상이 전파를 탔었다.

과거 영상 속의 그녀는 작은 눈은 아니지만 쌍꺼풀이 없어 답답한 느낌이 있었다. 눈썹 역시 치켜뜨는 습관으로 눈을 떠서인지 치켜 올라가 있었다. 하지만 현재 그녀의 모습은 크고 시원한 눈과 자연스러운 쌍꺼풀 라인, 치켜 올라갔던 눈썹도 제자리로 내려와 예쁘고 선한 인상으로 변신했다.

## 예쁜 쌍꺼풀 라인을 위한 수술, 앞트임

모든 성형은 자신의 얼굴 특성에 맞게 이루어져야 하지만 쌍꺼풀 수술을 원하는 이들의 공통적인 소망은 동일하다. '눈이 커지는 것'과 '예쁜 쌍꺼풀 라인'이다. 그런데 쌍꺼풀 라인이 예쁘게 나오기 위해서는,

첫째, 쌍꺼풀 라인이 끝까지 선명해야 하고,

둘째, 쌍꺼풀 라인을 결정하는 핵심 요소 몽고주름을 해결해 자연스러운 인아웃 쌍꺼풀 라인을 만드는 것이 필요하다.

그래서 누구나 원하는 것처럼 눈이 커지고 인아웃라인 쌍꺼풀이 되는 방법으로 많이 선택되는 게 앞트임성형이다.

### 앞트임성형이란?

몽고주름으로 덮인 피부를 제거하여 눈이 시원하게 트여 보이게 하는 효과이다.

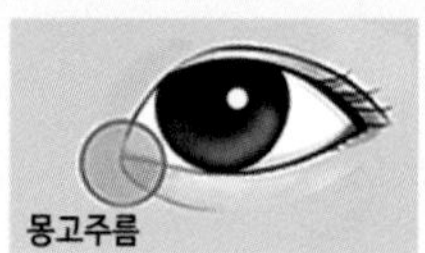


앞트임성형은 원래의 눈이 커지는 수술이 아니다. 눈의 앞쪽을 덮고 있어 눈을 작아 보이게 하는 몽고주름을 제거하는 피부수술이다. 몽고주름의 강력한 인대가 눈 안쪽에서 윗눈꺼풀을 잡아당기면 눈 앞쪽 부분이 피부에 덮히게 되어 눈이 작고 답답해 보일 수밖에 없다. 이러한 몽고주름을 제거해 가려진 눈 앞쪽 부분이 드러나게 하는 수술이 바로 앞트임성형이다.

## 앞트임=몽고주름제거술

만약 몽고주름을 그대로 두고 쌍꺼풀 수술을 시행하면, 눈을 크게 떴을 때 쌍꺼풀 앞쪽 라인이 몽고주름에 덮여 쌍꺼풀이 바깥쪽으로만 보여 부자연스럽고 예쁘지 않은 쌍꺼풀이 될 수 있다. 그러므로 몽고주름을 제거하는 앞트임을 함께 시행하면 눈도 더 커지고 쌍꺼풀 라인이 인아웃라인으로 예쁘게 된다.

하지만 몽고주름이 있는 모든 사람에게 앞트임성형이 필요한 것은 아니다. 특히 눈과 눈 사이가 가까운 경우는 쌍꺼풀을 답답하지 않은 인라인으로 디자인하는 것만으로도 충분히 시원하면서도 자연스럽게 보일 수 있다.

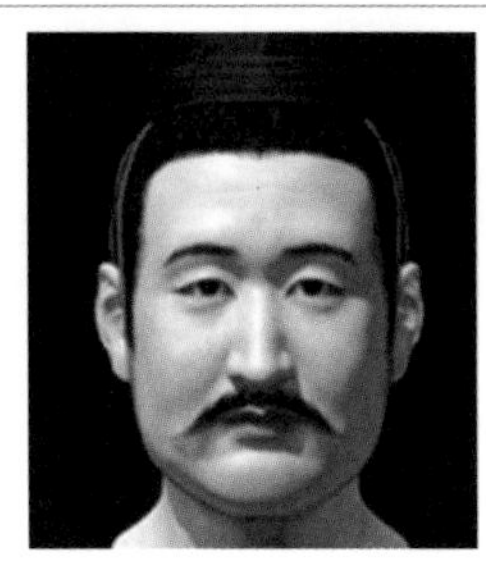

〈예-앞트임이 필요하지 않은 미간이 좁은 눈매〉

최근에는 '윗트임'이라는 용어도 등장해서 '이건 또 뭐지' 하고 혼란스러워 하기도 하는데 사실 눈-윗트임은 완성도 높은 앞트임 성형에서 기본적으로 수술과정에 포함되었던 개념으로 보는 게 더 정확하다. 단순하게 덮인 몽고주름을 제거하는 앞트임 수술과정 외에 인아웃 라인을 위해 추가적으로 하는 수술과정을 따로 분리시켜 표현했다고 보면 된다.

앞트임성형의 목적이기도 한 쌍꺼풀 라인의 완성도를 높이기 위해서는 눈 안쪽 몽고주름과 가까운 윗눈꺼풀의 덮인 피부조직을 적절히 절제하여 정리하는 과정이 필수적이다. 그 과정을 적극적으로 하느냐, 소극적으로 하느냐에 따라 절제하는 피부의 수술절개선을 처음부터 잘 계산해서 디자인하는 경우도 있고 나중에 다듬듯이 잉여피부를 적당히 정리하며 마무리하는 경우가 있는데, 전자인 적극적으로 디자인하고 개입하는 과정이 바로 윗트임성형이라고 하면 이해가 쉬울 것 같다.

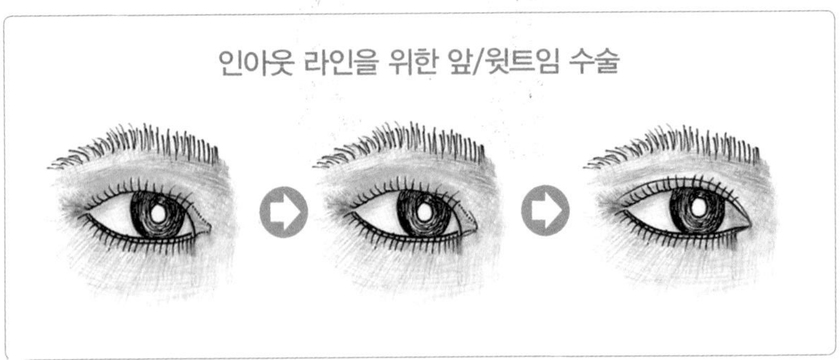

인아웃 라인을 위한 앞/윗트임 수술

## 완성도 높은 윗트임성형이 되려면…

윗트임성형은 완성도 높은 앞트임성형이 쌍꺼풀 라인에 기여하는 효과가 크기 때문에 그 과정을 일반적으로 적당히 하는 과정과는 차별화시키는 표현이라고 보면 되는데, 윗트임 개념이 가미된 완성도 높은 앞트임성형은 눈매교정 쌍꺼풀 기법과 함께 할 경우 눈이 매우 시원해지고 쌍꺼풀 라인도 세련되고 매끄러워진다.

앞트임성형은 사실 간단히 끼워넣는 성형수술이라기보다, 눈성형에서 숙련도가 매우 필요한 주요 수술이라고 봐도 무방하다. 대수롭지 않게 생각하는 쌍꺼풀 수술도 개개인의 상태나 조건에 따라 수많은 변수들을 고려해야 한다. 트임성형의 또 다른 영역인 '뒤트임' '밑트임'성형이 특히 그렇다.

## 뒤트임/밑트임성형은 누구나 할 수 있는 간단한 수술일까?

피부성형인 쌍꺼풀성형과 앞트임성형과는 달리 뒤트임/밑트임성형은 적응증이 좀 더 까다로운 편이다. 눈이 졸려 보이는 사람은 '아무리 눈이 커지고 싶다고 해도 눈 밑트임성형을 하면 더 졸려 보일 수 있다'는 것을, 나이 들어 안구를 둘러싼 지방 감소 영향으로 안구가 함몰되어 있는 눈은 '뒤트임성형 자체가 무리일 수 있다'는 것을 설득해야 한다.

## 내 얼굴과 어울리는 트임성형이 아름답다

그리고 늘 스스로 먼저 내리는 결론은 쌍꺼풀도 결국은 자신의 조건에 맞는 방법을 정확히 찾고 자신의 얼굴 구조와 밸런스가 맞을 때 가장 아름답다는 사실이다. '단순하게 눈 뜨는 힘만 커지는 것도 경우에 따라 인상이 달라지고 눈이 예뻐 보이지 않을 수도 있는 것처럼, 기본적으로 갖고 있는 눈매의 모양과 인상, 느낌도 생각

하면서 수술의 우선순위를 따질 필요가 있다.'

뒤트임성형의 허와 실은 트임성형 2에서 좀더 자세히 언급하고자 한다.

chapter 6

# 〈트임성형 2〉 뒤트임, 눈 밑트임 아무나 하면 안 된다고

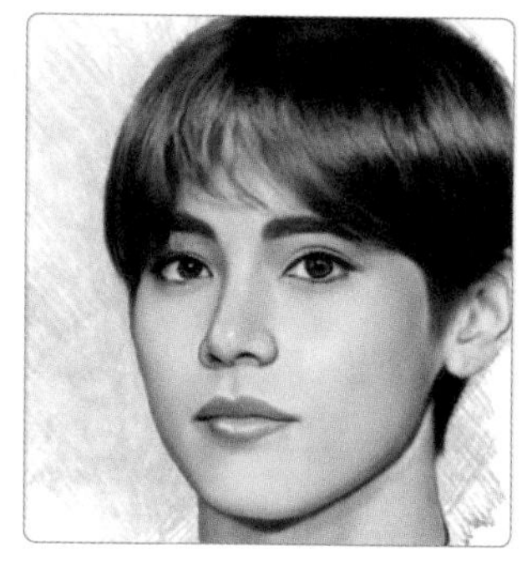

사실 쌍꺼풀이 없어도 멋진 연예인들은 많다. 대표적인 사람이 바로 방탄소년단의 뷔다. 1년 내내 잘 생긴 '사계절 미남'이라는 닉네임을 가지고 있는 뷔는 2017년 미국 영화사이트인 TC캔들러가 뽑은 '세계 1위 미남'으로 등극하기도 할 정도의 외모를 자랑한다.

하지만 그런 뷔도 "내가 원래는 쌍꺼풀이 없는데, 화양연화 온스테이지 : 에필로그(on stage : epilogue) 자켓 촬영 시 쌍꺼풀이 진하게 생겨 사진이 더 잘 나왔다"라고 할 정도로 쌍꺼풀은 외모 변신에 큰 역할을 한다.

쌍꺼풀이 없어도 눈매가 시원한 느낌이 있거나 개성 있는 눈매라면 쌍꺼풀은 미적인 관점에서 필수는 아니다. 특히 남자는 쌍꺼풀이 있는 것에 대해 호불호가 있지만 속쌍꺼풀에 대해서는 잘 모르거나 무시하는 경우도 많다.

## 속쌍꺼풀은 자연스러운 눈매라고 봐야…

쌍꺼풀의 미적 순기능은 속눈썹이 나오는 부위가 보이면서 덮이지 않은 눈매를 유지해 찌그러지지 않는 원래 눈매를 보여 준다는 것에 있다.

눈꺼풀이 처져서 속눈썹을 덮게 되면, 덮인 눈꺼풀이 그대로 눈 모양이 되고, 눈도 작아 보이기도 하지만 덮인 정도에 따라 좌우 눈 크기도 달라지는 비대칭 모양이 되기 쉽기 때문에 미적으로 답답해지고, 살짝 날카로워 보일 수도 있기 때문에 속쌍꺼풀 정도는 남녀노소를 떠나 미적으로 장점이 월등히 많은 편이다.

사실 쌍꺼풀이 없다고 생각하는 사람도 자세히 거울을 통해 눈꺼풀을 쳐다보면 속쌍꺼풀이 있는 경우도 많다. 그래서 쌍꺼풀이 없어도 눈이 커보이는 사람은 본인도 모르게 속쌍꺼풀을 기본으로 가지고 있는 경우도 많아서 이런 특성을 잘 알고 있는 남자의 경우, 구체적으로 속쌍꺼풀 성형수술을 하고 싶어 하는 경우도 제법 많은 편이다.

반면에 원래 눈이 매우 작은 사람이 이런 특성을 모르는 경우, 보통 쌍꺼풀은 처음부터 관심이 없고 트임성형에 오히려 관심이 많아서 쌍꺼풀 없이 앞트임, 뒤트임, 밑트임 모두 한꺼번에 하고 싶어 하는 경향도 있는데 이는 모순된 면이 있다. 사실, 눈 커지는 데 가장 중요한 첫 번째 눈성형 수술은 트임성형이 아니고 '눈매교정을 동반한 속쌍꺼풀 성형'이다.

눈이 세로로 충분히 커져야 앞트임성형으로 덮인 몽고주름을 열어서 안쪽도 시원해지면서 커지는 효과가 시너지되는 것이고, 또 뒤트임과 밑트임으로 눈 가장자리의 영역이 커지게 하는 성형도 고려할 수 있게 되는데, 피부로 많이 덮인 작은 눈으로 쌍꺼풀 없이 앞트임, 뒤트임, 밑트임성형을 먼저 한들 효과는커녕 가로로 더 길쭉한 느낌만 드는 언밸런스한 눈매가 되기 쉽다.

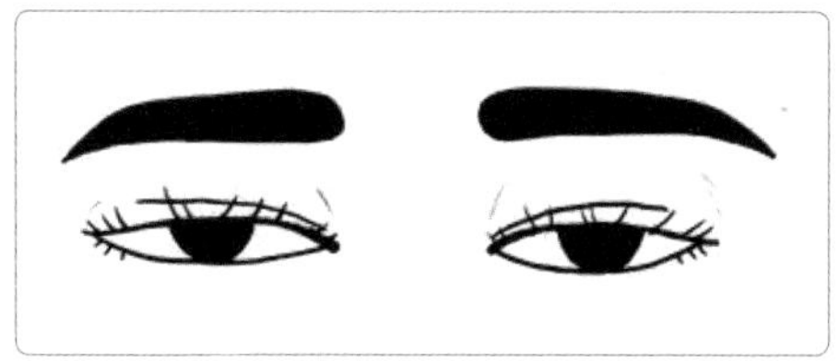

## 트임성형만으로 눈이 커지고 예뻐질까?

몽고주름을 제거해 눈 앞쪽 부분이 드러나면서 눈매가 시원해지고 쌍꺼풀라인을 인아웃 형태로 만들어 주는 게 앞트임성형이라면, '뒤트임성형'은 눈의 가로 길이 확장을 위해 눈의 바깥쪽을 절개하여 눈가의 답답함을 개선하면서, 눈꼬리가 올라간 느낌을 개선하는 수술이다. 쌍꺼풀이 있어도 가로 길이가 짧아 눈이 답답해 보이거나 눈의 크기가 충분히 크지 않을 때 효과를 볼 수 있다.

보통 뒤트임성형은 눈밑 라인을 아래 방향으로 내리는 '밑트임성형'과 병행했을 때 더욱 시너지를 낼 수 있다. 따라서 밑트임성형은 뒤트임과 함께 하게 되는 경우가 많은데, 그 이유는 뒤트임으로 생긴, 바깥쪽에서 눈밑으로 이어지는 라인과 매끄럽게 연결되기 때문이다. 밑트임성형으로 아래 눈꺼풀이 눈 가장자리로 가 완만하게 눈꼬리가 내려가고 각도가 벌어져서 눈이 더 커지는 효과가 증폭된다.

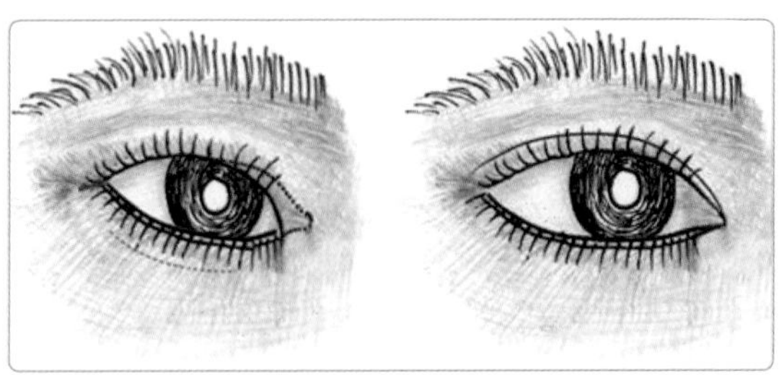

만약 눈꼬리가 올라가신 분이 밑트임 없이 뒤트임성형으로만 눈이 커지는 효과를 내려한다면, 가로로 커지고 길어진 눈매와 원래부터 올라가는 눈밑 라인이 매끄럽게 연결되지 않아 어느 정도 살짝 꺾인 느낌이 남을 수밖에 없다.

## 밑트임과 뒤트임성형은 서로 시너지 효과가 있어…

이럴 경우에는 정상조직을 좀 더 공격적으로 다듬어 없애서 매끄럽게 해야 하는데 그리 바람직한 과정은 아니어서 그 과정 자체를 필요없게 만드는 밑트임성형이 등장하게 되었던 이유이다.

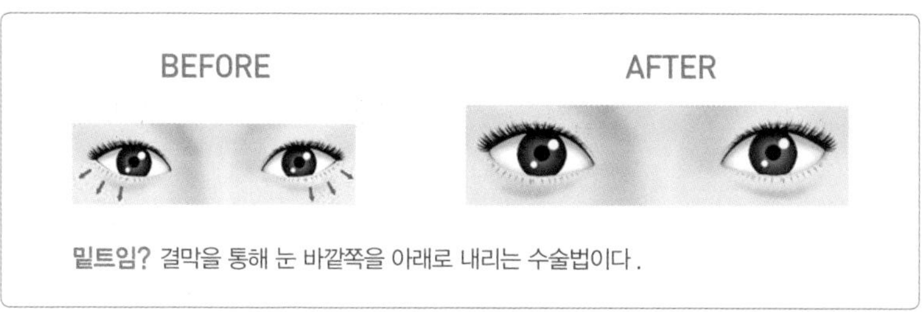


**밑트임?** 결막을 통해 눈 바깥쪽을 아래로 내리는 수술법이다.

즉, 눈꼬리가 올라가 사납게 보이는 경우에는 뒤트임과 함께 밑트임성형을 해야 눈꼬리가 내려가면서 눈이 커지는 미적 수술 완성도를 높여 줄 수 있다.

## 밑트임성형 어떻게 하는 것인지…

'밑트임성형'은 결막을 통해서 수술하기 때문에 흉터가 발생되지 않고, 충분히 이동공간을 확보한 후 아래 눈꺼풀의 검판(연골조직)을 아래로 위치 조정하는 수술이라 전반적으로 무리가 되는 성형수술은 아니다. 단독으로 하는 경우도 있지만 뒤트임성형으로 눈가 조직의 유착이 충분히 풀어진 상태에서 시행할 때 좀 더 안정적으로 조직이 이동되어 자리 잡게 되므로 뒤트임과 함께 하는 수술로 더 빛이 나는 수술로 평가될 수 있다.

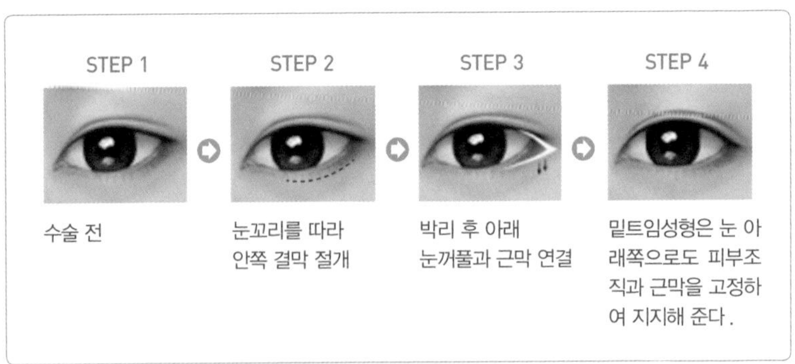

STEP 1
STEP 2
STEP 3
STEP 4
수술 전
눈꼬리를 따라 안쪽 결막 절개
박리 후 아래 눈꺼풀과 근막 연결
밑트임성형은 눈 아래쪽으로도 피부조직과 근막을 고정하여 지지해 준다.


## 트임성형으로 예뻐지려면…

트임성형으로 눈이 커지는 것에는 당연하지만 한계가 있다는 것을 명심해야 한다. 개인의 눈구조에 좌우되기도 하지만, 사실 눈이 커지는 것의 핵심요소는 눈의 세로 길이가 커지는 경우이다. 그러므로 쌍꺼풀 수술이나 눈매교정 등으로 눈의 세로 길이가 충분히 커지면 트임성형은 굳이 필요 없을 수도 있다고 할 수 있다.

또한 피부성형이라고도 할 수 있는 쌍꺼풀이나 앞트임성형과 달리, 뒤트임과 밑트임은 하드한 구조를 변경하여 조직을 이동하는 성형이므로 공격적인 수술에 가까워서 적응대상도 엄격하게 제한을 두는 편이다.

뒤트임성형은 눈이 너무 함몰되어 있거나 눈 아래 조직이 헐거워 안구건조증이 있는 분, 나이가 많거나 심한 안구돌출로 속눈썹이 찌르는 경향이 많은 분들에게는 권하지 않는 편이다. 미적으로도 꼭 도움이 되는 필요한 경우에만 시행하는 것이 바람직하다.

성형전문의로서 이 수술이 과연 '꼭 필요한가?'에 대해 근본적으로 고민하고, 환자에게 때로는 수술이 필요 없거나 적절하지 않음을 솔직하게 이해시키려고 노력하는 편이다.

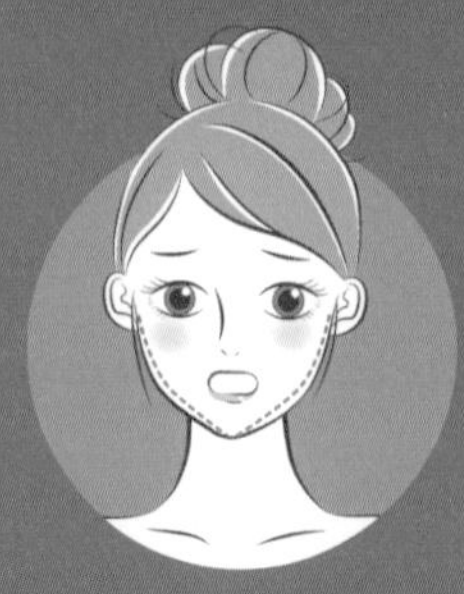

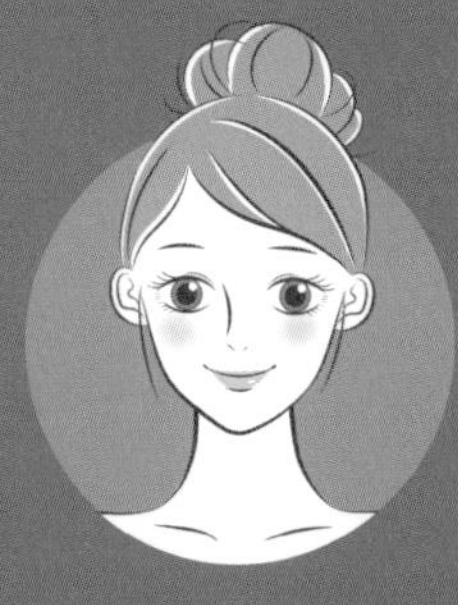

part 2

동안성형편

# 과거, 현재, 그리고 미래, 나에게 맞는 동안솔루션은

chapter 1

# 〈뻐띠성형〉 동안의 조건? 긍정적인 마인드와 자기관리

'성형전문의'라는 직업상 아름다움(美, beauty)에 대한 생각을 할 때가 많다.

개인적으로 아름다움에 대한 정의 중 가장 적절하다고 생각되는 것은 스코틀랜드 철학자 데이비드 흄의 정의이다. 그는 "아름다움이란 사물 자체에 있는 성질이 아니며 그렇다고 오로지 마음이 단독으로 만들어내는 감정도 아닌, 감각과 대상이 상호 호응한 결과 만들어지는 것"이라고 정의했다. 즉, 시각적으로 보이는 외면의 아름다움뿐만이 아니라 대상을 보면서 느끼는 감정이 통합되어 '아름답다'고 느끼게 된다는 것이다.

## 제2의 전성기를 누리고 있는 가수 김정민

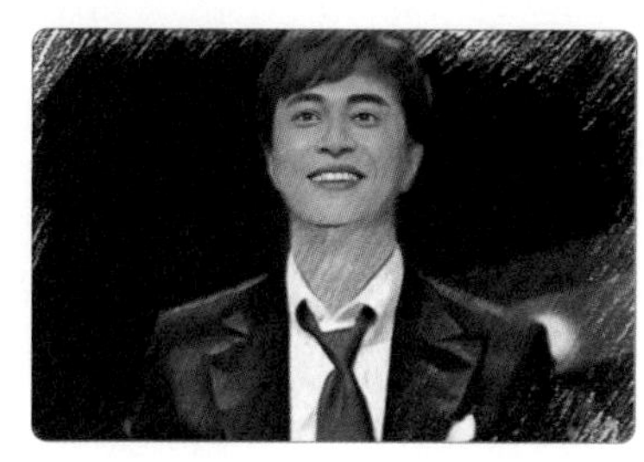

최근 이런 느낌을 가지고 '아름답다'는 생각을 하게 된 연예인이 있다. 재미있게도 '남자' 연예인이었는데, 〈놀면 뭐하니?〉 프로그램에서 제2의 전성기를 누리고 있는 가수 김정민이다. 〈놀면 뭐하니?〉에서 공개한 음원이 차트 1, 2위를 차지하면서 김정민의 역할이 다시 주목되기 이전에도 즐겨 시청하는 〈복면가왕〉 프로그램에 출연해서 노래를 열창하고 가면을 벗을 때 밝고 건강한 표정으로 웃고 있는 그를 인상 깊게 보았었다.

출연 당시 가면 너머로 워낙 노래를 잘하기도 했었지만, 키도 훤칠한 남성미에 패널들은 '이렇게 잘 부르는 록 성향의 가수가 있었나', '김정민이라고 보기에는 특유의 목을 긁는 창법도 없고…' 하면서 고음도 너무 잘 부르는 시원한 창법의 남성 출연자를 주목했었고, 그가 가면을 벗었을 때 매우 밝게 웃는 표정을 보면서 '얼굴에서 정말 빛이 난다'라는 생각을 했었다.

'목소리가 하나도 늙지 않았을 정도로 정말 관리를 잘 했구나' 하는 생각과 함께 실제 나이가 의심될 정도로 그의 말투나 표정이 너무 신선하고 밝고 젊어 보여, '그야말로 아름답다'는 생각을 했다. 멋지더군요. "한참 연하의 아내와 사는 힘인가?"라는 우스개 농담도 하면서.

## 자신감 넘치는 표정과 관리가 잘 된 얼굴을 가진 남자

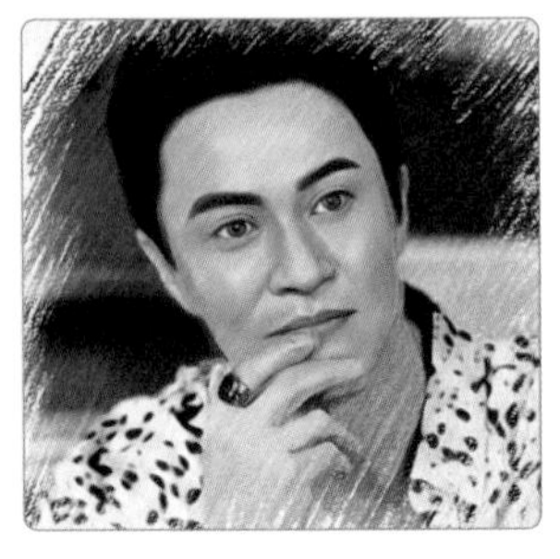

〈놀면 뭐하니?〉에서도 요즘 트렌드와 어울리지 않는 본인 특유의 스타일을 버리면서까지 후배들을 배려하는 그의 모습이 너무 멋있어 보였다. 화면에 얼굴이 비춰질 때마다 자신감 넘치는 표정과 관리가 잘 된 얼굴상태가 자연스럽고 젊어 보이는 것도 감탄스러웠지만, 2-30대 못지않게 표현 면에서 노력하는 솔직한 김정민의 인간미 역시 감동이었다.

데뷔 당시 노래 부르는 스타일이 약간 허세가 섞인 느낌이 있어서 개인적으로 내가 좋아하는 취향은 아니었고, 솔직히 같은 남자로서 전혀 관심을 두지 않았었는데, 화면에 비친 요즘 모습은 단순히 잘생겼다는 차원을 넘어 인생관 같은 삶의 자세나 생각의 건강함이 표정을 넘어서, 인상과 외모에도 큰 영향을 주지 않았나 생각도 문득 해 보게 되었다.

100세 시대 젊은 외모로 살아가고 싶은 사람들의 열망이 넘치는 시대에 살고 있는 지금, 유튜브에서 '동안사랑 김원장' 닉네임으로 활동하는 의사로서 가수 김정민의 경우는 나에게 시사하는 바가 꽤 크게 느껴졌다. 동안을 위한 성형지식이나 기술도 중요하지만, 젊은 생각과 표정, 긍정적인 마인드가 적절한 자기관리와 미적인 노력과 균형을 이룰 때 더 아름다워질 수 있다고 믿게 되었다.

### 부담없이 피부관리나 간단한 시술을 먼저 시작해 보는 것도…

젊어 보이는 사람은 타고난 것이 가장 크긴 하지만, 표정이나 피부관리 상태에 따라 많이 달라지기도 한다. 나이가 들면 얼굴 볼륨이 전반적으로 줄어들고 피하지방이 얇아지면서 골격이 드러나게 되는데, 도톰했던 애교살이 퍼지면서 옅어지고, 눈밑고랑이 깊게 꺼지는 건 물론 얼굴의 무게 중심이 내려가면서 피부는 처지고 주름이 늘기 시작한다. 노화는 연령에 따라 서서히 진행되기도 하지만 보통 40대에 들어서 가속도가 심해지는 게 특징이다.

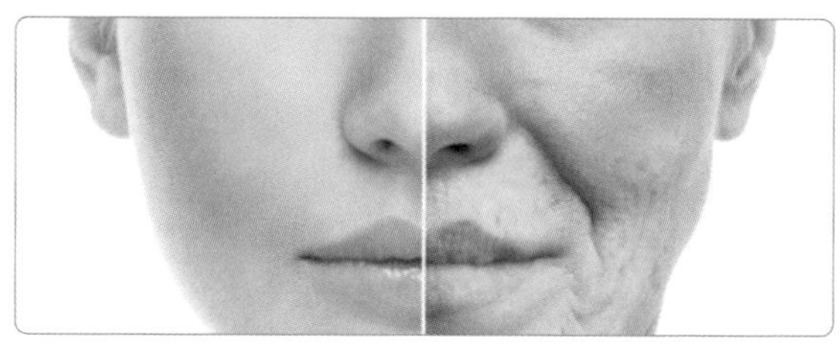

아직 노화가 심하지 않다면 관리차원에서 부담없이 피부관리나 간단한 시술을 생각하게 되는 것도 인지상정이다. 피부상태는 특

히 중요해서 평상시 피부관리 습관의 개선도 중요하지만 색소침착이나 여드름 같은 피부 문제는 적극적으로 해결하려는 노력도 동안을 위해서는 매우 중요하다.

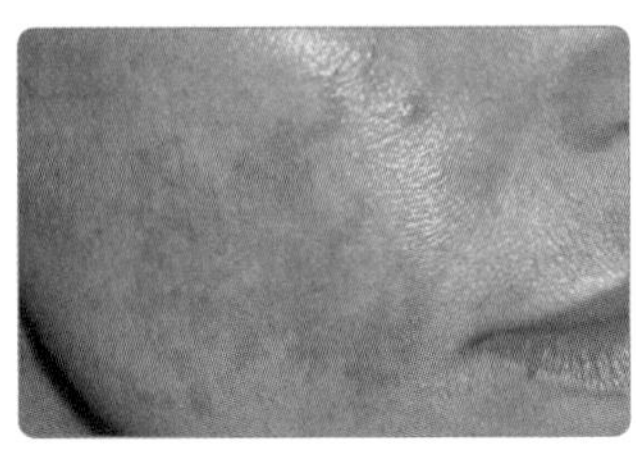

색소치료는 레이저의 성능도 중요하지만 시술자의 경험과 레이저를 다루는 이해도, 색소문제 해결에 대한 적극적인 의지가 사실 더 중요한데, 색소의 종류에 따라 깊이도 다양해서 치료방법도 적절하게 대응하기 쉽지 않은 면이 있고, 레이저 치료 후 생길 수 있는 색소침착 부작용, PIH(postinflammatory hyperpigmentation) 문제가 두려워 적극적으로 색소치료를 하지 않는 병원도 많은 게 현실이다.

## 표정근 주름은 보톡스로 해결해

반복적인 표정근의 과다한 사용으로 인한 눈가나 미간, 이마의 주름은 서서히 피부에 주름선을 비가역적으로 만들게 되고 피부도 늘어나는 효과가 있어서, 적절한 보톡스 시술 정도는 큰 부작용 없이 피부를 좀 더 건강하게 유지하는 수단이 될 수도 있다.

눈가주름 보톡스는 단순히 주름도 없어지지만 눈이 약간 크게 웃는 느낌을 주어 부작용 느낌보다는 확실히 젊어 보이게 한다. 미간주름 보톡스는 인상 쓰는 느낌이 사라져서, 긍정적인 효과가 크고 부작용이 거의 없는 부위라 부담이 없다. 반면에 이마주름 보톡스는 눈썹을 치켜뜨는 이유가 되는 '눈처짐 문제'를 간과한 상태에서 과다한 용량을 주사하게 되면 이마주름은 좋아지는 반면에 눈썹이 잘 올라가지 않아서 불편한 느낌이 들면서, 인상이 답답하고 눈꺼풀의 처진 느낌이 많아져서 시술을 결정할 때 주의를 요하는 부분이다.

뻐띠성형의 영역에서 많은 관심을 받는 필러주사는 필러의 성분이나 제조 회사에 따라 부작용이 있을 수 있어서 역시 주의가 필요하다. 보톡스는 국산이나 중국산도 오리지널 제품과 효능의 차이가 크지 않아서 시술의 적절함과 용량조절만 잘 지킨다면 부작용이 거의 없는 예측가능한 효과를 내는 반면에 필러는 인체에 주입하여 오랜 시간 머물러 있어야 하는 특성상 안전성이 매우 중요하다.

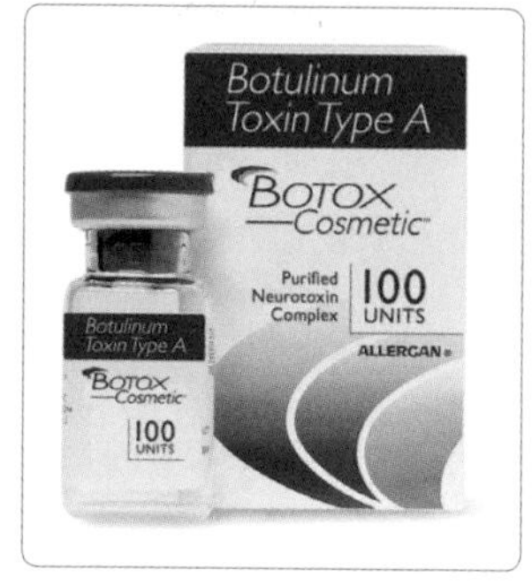


## 정품필러로 안전하게 시술 받기를…

제조 회사가 워낙 많고 없어지는 회사도 많은 게 현실이라 소위 '정품'이라고 인정받는 몇몇 회사 제품 외에 '반영구적' '영구적' '최신

신기술'이란 단어로 포장된, '과도한 홍보(?)'로 알려진 제품은 피하는 게 좋다. '소위 정품이라고 말하는 필러는 미국 FDA 승인은 물론 15년 이상 안정성에 대한 검증을 받은 제품'이라고 보면 된다.

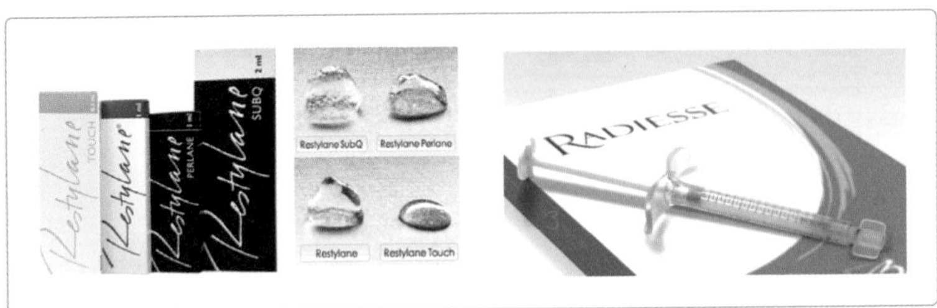


레스틸렌(히알루론산 성분의 필러)과 래디어스(칼슘성분의 필러)

필러는 제품의 성분에 따라, 그리고 입자의 크기에 따라 나뉘게 되는데, 대부분의 제품은 '히알루론산(Hyaluronic acid)' 성분으로 겔(gel) 상태로 제조되어 주사기 형태로 출시되는데 제조과정이 공유되지 않고 특허도 걸려 있어서 제품별로 제조방법이 달라 첨가물이나 안정성이 다 다른 게 현실이다. 정품이라고 알려진 제품은

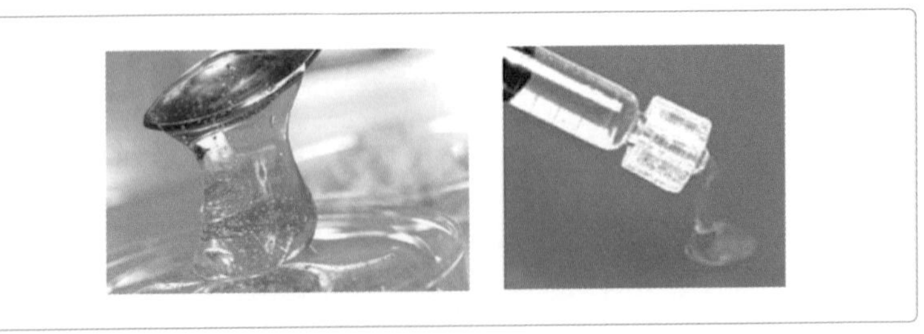

히알루론산 필러 입자의 특징

레스틸렌(Restylane®), 쥬비덤(Juviderm®)회사 제품이 대표적이다.

정품이라고 인정받는 다른 성분의 필러제품 중에 레디어스(Radiesse®)는 칼슘(Hydroxy-apatite)성분으로 입자의 밀도를 높인 필러로 잘 알려져 있는데, 입자성분이 순도 높은 칼슘제품이라 밀도가 높아서 팔자주름이나 깊은 미간주름같이 굵은 주름이나 콧대, 턱끝같이 좁은 영역의 볼륨을 도톰하게 올리는 목적에서 좋은 결과를 낼 수 있다.

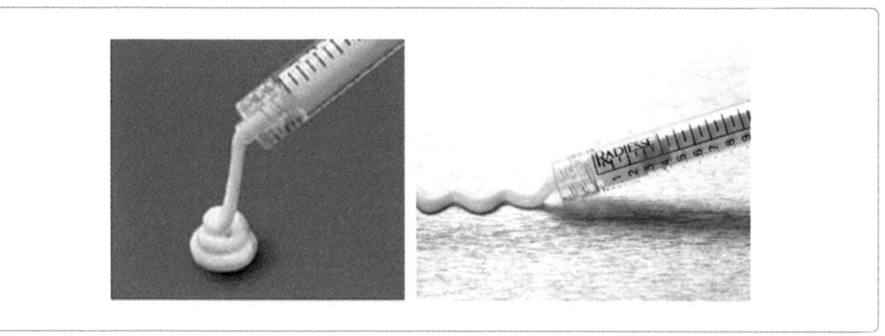


칼슘 필러 입자의 특징

필러시술에 대해 걱정하시거나 거부감이 있는 분들은 '지방이식술'을 대안으로 생각하실 수도 있는데, 시술 목적이 조금 다르고 생착이 잘되는 부위, 그렇지 않는 부위도 있어서 장단점이 다르다.

지방이식에서 지방이식술의 허와 실에 대해 좀 더 자세하게 다루고자 한다.

chapter 2

# <지방이식> 성형에도 적절한 수술 순서가 있다고

'동안사랑 김원장' 닉네임으로 유튜브 촬영 당시 첫 번째로 강조한 내용이 있다.

'성형수술을 하면 왜 얼굴이 어색해 보일까?'
'성형수술에도 적절한 수술순서가 있을 수 있다고?'

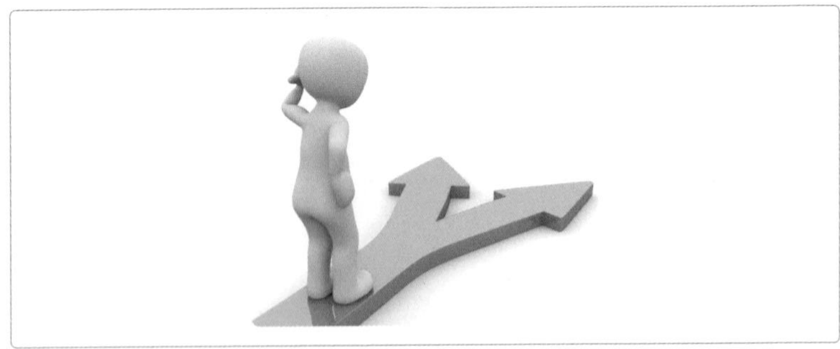

성형 부작용은 첫 단추를 무시하거나 잘못 시작한 데서 기인할 수 있다는 내용이었다. 성형 부작용으로 많이 알려진 대표적인 수술로, 얼굴이 커지고 표정근이 없어져서 부자연스럽게 만드는 **'과도한 얼굴지방이식 성형'**을 꼽는다.

처음부터 그렇게 의도하지 않았겠지만 의외로 빈도가 높고, 언뜻 그런 선택의 결과가 잘 이해 가지 않을 수 있겠지만, 성형중독에 빠진 연예인이나 일반인들이 빠지는 이러한 함정에는 어느 정도는 '이유'가 있다.

## 지방이식은 필요한 만큼 소량만

피하지방이 줄어드는 것이 노화의 큰 축인 만큼 지방이식술은 비교적 안전하면서도 자주 시행되는 대표적인 성형수술이다. 다만 여기서 중요하게 생각해야 할 것은 지방이식은 필요한 만큼 소량 주입해야 생착률도 좋고 자연스러움을 잃지 않는다는 점이다. 그러기 위해서는 노화의 정도에 따라 소량만으로도 효과를 낼 수 있는 상황을 먼저 만드는 게 필요할 수 있다는 점이다.

하지만 현실은 그렇지 않은 경우가 더 많다. 지방이식을 해도 흡수될 것을 대비해서 처음부터 충분히 빵빵하게 넣어야 한다는 잘못된 상식, 1차 지방이식 후 2달 안에 2차 지방이식은 필수코스 같은 잘못된 상식이 만연하다. 그런 생각이 잘못된 이유는 **지방이**

**식술은 단순 지방주입술이 아니라는 점** 때문이다.

## 지방이식 생착률에는 변수가 많아 …

지방을 넣는다고 지방이 다 생착이 되는 것이 아니기에 **어디에 넣느냐, 얼마큼 넣느냐, 어떻게 넣느냐, 넣은 다음 초기관리를 어떻게 하느냐**에 따라 생착률은 천지차이로 달라질 수 있는데, 많이 넣으면 넣을수록 이식한 지방세포끼리 서로 엉겨 붙어 있게 될 가능성은 높아져서 생착될 조직에 접촉되는 면적이 부족해지고, 생착을 위한 혈액순환 개통에 장애를 받을 가능성이 매우 높아져 결과적으로 생착률이 떨어지게 된다. 즉 **이식한 지방의 양과 생착률은 반비례할 가능성이 높아진다**는 점이다.

### 지방이식술의 성패를 좌우하는 요소

- 첫째, 어디 지방을 사용하느냐?
- 둘째, 어디에 주입하느냐?
- 셋째, 어떻게 주입하느냐?
- 넷째, 어떻게 관리하느냐?

지방이식 생착률은 어떻게 넣느냐도 중요해서 매우 세심하고 정확한 방식으로 시술이 되어야 한다. 핵심은 '작은 알갱이로 넓은 면적에 시술하는 것'이다. 그래야 흡수가 적게 되고 생착률을 높일 수 있다. 지방이식은 소량일수록 생착이 더 잘 된다.

단순히 꺼진 부분을 기계적으로 채워 넣는다고 예뻐지는 게 아니고, 꺼지지는 않았어도 얼굴의 미적 포인트를 먼저 살려야 할 필요가 있을 수 있는데, 간과하기 쉬운 것은 미적완성도를 위해 함께 고려해야 할 수술이 있을 수 있다. 이를테면 수술 순서상 지방이식이 먼저가 아니라는 사실이다. 적절한 수술 순서를 지키는 것은 지방이식의 생착률과도 매우 밀접한 관계가 있다.

지방이식은 넓은 면적의 부족한 피하지방의 양을 보강하는 측면도 있지만 푹 꺼지고 함몰된 볼륨을 채워 넣는 역할도 중요한데, 얼굴에서 꺼져 보이는 부위는 보통 유착이 있거나 심부의 볼 지방이 아래로 처져서 상대적으로 원래의 위치보다 아래쪽의 볼륨이 많아지면서 생기는 경우가 많은데, 이럴 경우 먼저 유착을 풀어주는 '눈밑지방재배치', '하안검성형' 같은 눈밑성형이나 처진 볼륨을 리프팅해 주는 '리프팅성형'을 선행해 주고 이후 지방이식의 필요성과 필요 양을 다시 판단하는 게 더 현명하다.

얼굴노화가 많이 진행되지 않았어도 볼살의 처짐은 약간 있을 수밖에 없기 때문에 지방이식술은 원래의 도톰한 위치를 생각해서 먼저 보강하는 게 중요하고, 꺼진 부위에 처짐을 감안하여 얼굴 아래쪽에는 과하지 않게 보완하는 게 중요하다.

### 눈밑 노화의 단계별 수술 방법

| STEP 01 | STEP 02 | STEP 03 |
| --- | --- | --- |
| 눈밑지방재배치 | 눈밑지방재배치<br>+ 큐트 지방이식 | 하안검성형 +<br>큐트 지방이식 |
| **1 단계**<br>눈밑지방의<br>돌출이 있고,<br>눈밑고랑이 생성된 경우 | **2 단계**<br>눈밑고랑이 심하고,<br>앞볼살의 볼륨도<br>감소한 경우 | **3 단계**<br>눈밑 피부와 애교살이<br>많이 처지고, 앞볼살의<br>볼륨도 감소한 경우 |

이식한 지방이식의 양이 지나치게 많으면 이로 인해 처짐이 또 발생할 수 있기 때문에 얼굴의 미적 무게중심과 중력을 생각하면서 볼륨이 넘치지 않게 고려해야 함은 매우 중요하다. 단순히 생

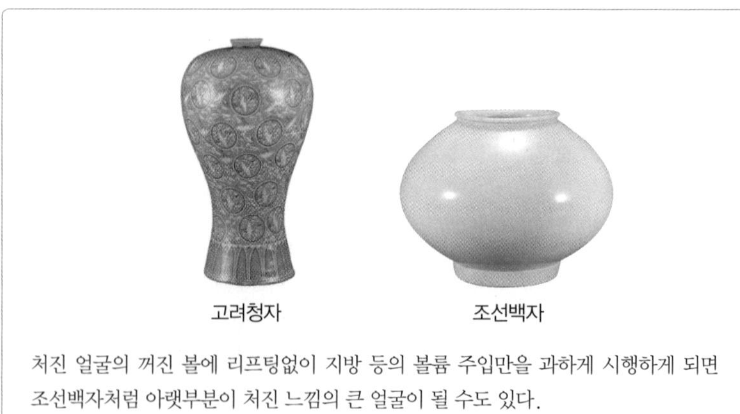

고려청자 조선백자

처진 얼굴의 꺼진 볼에 리프팅없이 지방 등의 볼륨 주입만을 과하게 시행하게 되면 조선백자처럼 아랫부분이 처진 느낌의 큰 얼굴이 될 수도 있다.

각 없이 꺼진 볼에만 볼륨을 많이 넣는다면 결국 무게중심이 내려간, 나이 들어 보이는 큰 얼굴이 될 수도 있기 때문이다.

## 지방이식술과 눈밑지방재배치는 상호 밀접한 관계가 있어 …

지방이식술과 매우 밀접한 미적 상관관계가 있는 눈밑지방재배치 수술은 지방이식술보다 먼저 하는 게 바람직하고 지방이식의 부작용도 막는 핵심 수술이다. 얼굴노화가 진행되면서 눈밑지방을 감싸는 막구조가 약해져서 눈밑지방이 밀려나오고, 눈밑고랑과 애교살 소실도 필연적으로 동반되는데, 눈밑고랑을 해결하기 위해 지방이식을 먼저 선택하는 경우 여러 가지 증상의 해결도 되지 않을뿐더러 과다 이식 부작용의 시발점이 될 수도 있다.

만약 눈밑고랑에 정품 히알루론산 필러를 사용했다면 문제없이 녹여서 없앨 수 있다지만 지방이식은 단단한 유착이 동반된 눈밑고랑을 근본적으로 채워 넣기 힘들기 때문에 처음 생각과 달리 과다 지방이식을 하게 되는 경우가 많다.

눈밑지방재배치는 단순 지방 제거가 아니라, 비교적 충분한 양의 밀려나온 지방을 고랑 아래로 재배치하여 불룩함도 해결하고 꺼진 부위의 유착과 볼륨도 해결하는 1석2조의 역할을 한다. 지방이식은 이후 경과를 보고, 필요성과 필요 범위를 다시 판단하여 시간차를 두어 수술 여부를 결정하는 게 바람직하다.

하안검성형 같은 리프팅이 선행되면 소량의 추가 볼륨만으로도 중안면 리프팅 효과를 볼 수 있다.

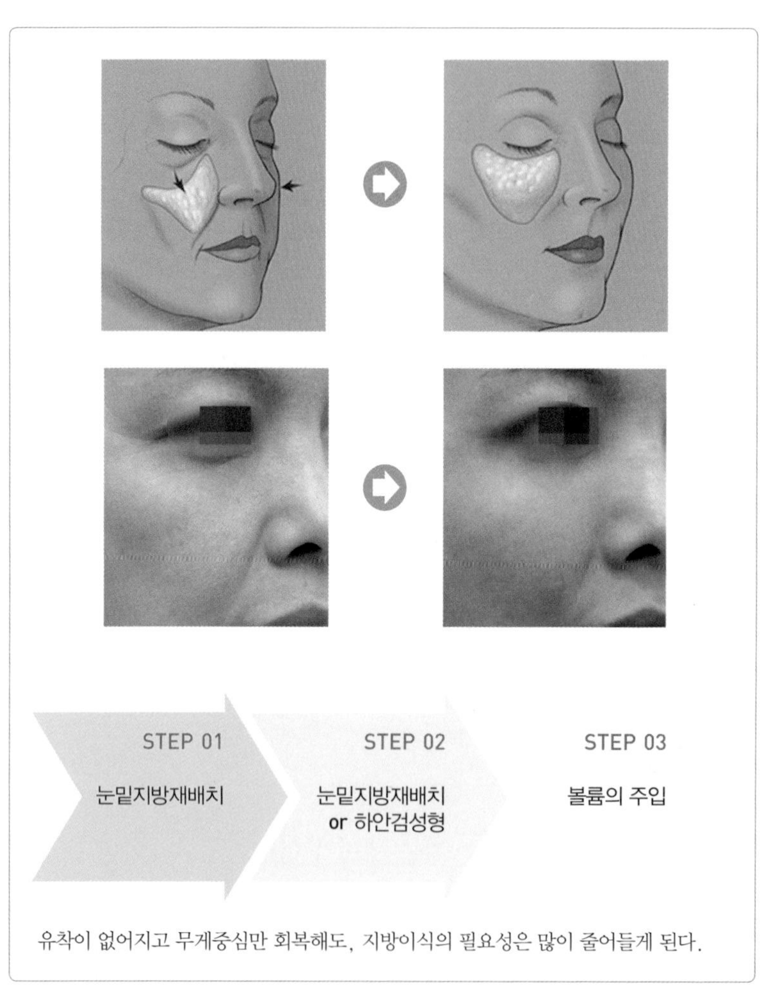


유착이 없어지고 무게중심만 회복해도, 지방이식의 필요성은 많이 줄어들게 된다.

## 긍정적인 마인드와 자기관리, 동안의 지름길

밝고 긍정적인 마인드와 적극적인 자기관리로 인해 나이가 들수록 빛을 발휘하는 연예인으로 김정민, 신지, 장영란이 있다. 이들처럼 젊은 마인드는 물론 자기관리로 더욱더 젊은 모습으로 살아가는 사람들은 참 아름답다. 요즘처럼 성형 기술이 발전한 시대에 성형수술의 도움없이도 어찌 보면 밝은 마인드와 표정으로 동안을 유지 관리하는 건 어쩌면 어렵지 않은 일일지 모른다.

"나이 들어 비극인 건 몸은 늙었으나 마음이 늙지 않기 때문"이라는 말이 있다. 요즘처럼 성형시술이 발달해 있는 때라면 나이 들어서도 위축되지 않고 좀 더 젊고 아름다운 모습으로 살 수 있다. 조심스럽기도 하지만 원치 않는 부작용을 막기 위해서도 올바른 성형지식이 필요하다.

좀 더 젊고 아름다워진다면 마음도 더 긍정적이게 될 테니, 그야말로 젊음의 상호순환이 아닐까 싶다. 동안, 긍정적인 마인드, 자기관리는 아름다움을 완성하는 필수요소이다.

## chapter 3

# <눈밑지방재배치 1> 김사랑 같은 동안얼굴은 타고 나야 하는 것일까?

“동안이시네요”, “어려 보이시네요.”

누구나 듣고 싶은 덕담이다. 자기관리를 열심히 하는 바쁜 현대인으로서 몸매관리와 함께 피부관리나 제모 등에 관심이 많은 남자 분들도 많아지고 있다. 일년 중 연휴가 긴 시즌에는 중년 남성도 성형수술을 실제로 적극 고민하고 결정하게 되는 핵심 이유가 ‘어려 보이는 인상’을 위해서인 경우가 많다.

단순히 ‘예뻐지기’ 위해서만이 아닌 적극적 사회생활에 필요한 ‘젊어 보이기’ 위한 성형수술이 많아지는 추세도 어느 정도 경제력이 뒷받침된 중년 나이에서 관심에너지가 많아지기 때문이다.

‘동안사랑’ 닉네임을 쓰는 의사로서 동안이 되기 위한 건강한 관심을 얘기해 보고자 한다.

## 동안미인의 대표주자 김사랑…

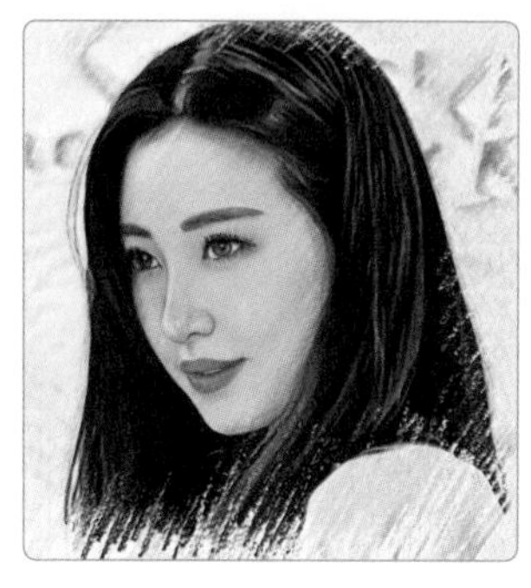

우리가 잘 아는 연예인들 중 동안 미인으로 사랑받고 있는 연예인들을 먼저 살펴보자. 원래부터 절대적인 미모를 갖고 있기도 하지만 나이가 들어가면서 더 빛이 나고, 나이를 가늠하기 힘든 방부제 미모로, '동안' 하면 떠오르는 여자연예인 중 특별한 이가 '김사랑'이다.

'시크릿 가든'으로 인지도가 높아졌고, '사랑하는 은동아'라는 드라마에서 절절한 순애보로 따뜻하면서도 청순한 이미지로도 사랑받았다. 유튜브 채널도 최근에 개설하여 일상을 보여 주고 있고, 뉴스 기사에는 TV조선 채널에서 방영하는 드라마에 복귀한다는 반가운 소식도 들리고 있다.

## 나이에 비해 지나치게(?) 어려 보이는 그녀의 매력포인트?

사실 그녀는 미스코리아 출신 배우답게 얼굴도 아름답고 몸매도 글래머라, 데뷔 초부터 사람들이 섹시 이미지를 먼저 떠올렸다. 실제로 많은 사람들이 그녀를 몸매는 모델 느낌이지만, 얼굴은 동안인 '베이글녀'의 대표주자로 꼽고 있다.

피부가 깨끗하고 얼굴 곡선이 부드럽고, 코가 동글동글하며 턱이 짧고 둥글다. 전형적인 어린아이 얼굴의 특징도 가지고 있는 동안얼굴형. 몸매는 글래머이나 얼굴은 동안으로 인상까지 선해 보여 더욱 특별해 보인다.

내가 생각하는 동안얼굴의 세 가지 조건은

**첫 번째, 얼굴비율이다.**

얼굴을 이마에서 미간, 미간에서 코끝, 코끝에서 턱끝까지 3등분으로 나눴을 때 코끝에서 턱끝까지의 길이가 상대적으로 짧고 작아 보일 때 더 어려 보인다.

**두 번째, 살이 처져 보이지 않고, 얼굴선이 굴곡없이 매끈할 때 어려 보인다.**

살짝 웃는 얼굴을 연상하면 되는데, 중안면이 살짝 봉긋하게 올라가면서 도톰해 지는 것을 연상하면 된다.

**세 번째, 피부가 깨끗하고 눈밑에 다크서클 선이 없이 애교살이 살아 있는 눈매여야 어려 보인다.**

좀 얘기가 복잡해졌지만 3가지 요소에는 타고난 생김새 부분과 개선가능한 부분이 섞여 있다는 것을 알 수 있다.

흔히 셀카를 찍을 때 살짝 위에서 내려보는 각도로 사진을 찍는 것을 좋아하는 이유는 하악이 상대적으로 작아 보이면 예쁘고 어려 보이기 때문이다. 얼굴선이 울퉁불퉁하거나 좌우 비대칭이 심한 경우에도 고민이 생길 수밖에 없는데, 결국 이런 부분은 얼굴의 골격구조가 변화하지 않으면 근본적으로 해결될 수 없기에 안면윤곽수술을 고려해 볼 수 있는데, 미적으로 의미가 있고 가능한 범위는 사실 정해져 있다.

과도한 욕심이 때로는 후유증을 만들어 내고, 볼살 처짐을 유발할 수도 있어서 주의를 요한다. 윤곽수술의 목표하는 바가 명확하다면 의미가 클 수 있는데 수술 기법상 세심함과 완성도가 중요해진다.

다크서클 부분은 나이가 30대 중반이 되면 누구나 고민할 수밖에 없는 노화현상 중 하나이고 안경을 쓰지 않는다면 동안을 망치는 치명적인 요소가 될 수 있어서 '눈밑지방재배치'라는 수술을 고려할 수 있겠다. 연예인이나 일반 사람들도 많이 하고, 소문도 내는 수술이라 동안성형에 대표적으로 거론되는 수술인데, 수술 흉터가 없이 미적으로 얻는 가치가 큰 수술이어서 주목을 받고 있다.

**눈밑지방재배치 후, 이렇게 변해요!**

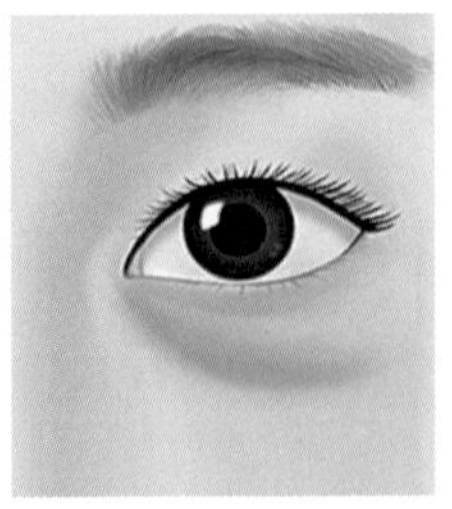

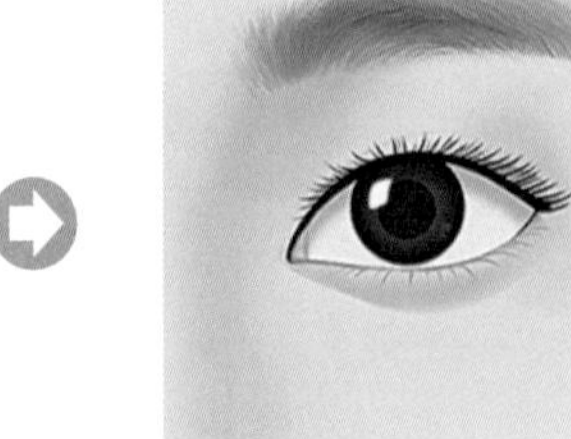

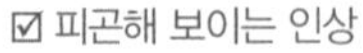

| | |
|---|---|
| ☑ 피곤해 보이는 인상 | ☑ 밝고 생기 있는 인상 |
| ☑ 짙은 다크서클 | ☑ 젊어진 느낌 |
| ☑ 애교살의 소실 | ☑ 돋보이는 애교살 |
| ☑ 눈밑에 생긴 주름 | ☑ 탄력 있는 눈매 |

눈밑지방이 불거지는 것은 눈밑지방이 많아져서가 아니고 안구를 받치고 있는 눈밑지방이 오랜 시간 압력을 받다가 밖으로 불거지지 않게 잡아주는 격막이라는 섬유조직이 약해져서 지지를 못하고 눈밑지방이 밀려나오게 되는 경우이다. 이러한 눈밑 노화증상은 보통 40대 초반에 나타나는데, 가속도가 붙게 되면 점점 심해져

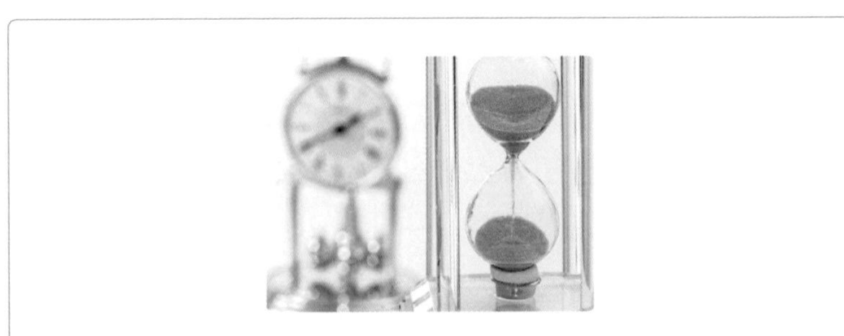

시간을 되돌릴 수 없게 된다.

눈밑 노화의 증상은 눈밑지방이 불거지면서 애교살과 높이가 비슷해지고 애교살이 사라지며, 아래쪽에는 지방이 불거져 고랑이 깊이 생기는 현상이 생겨서 주름처럼 보이게 된다. 눈밑지방재배치 수술은 아직 피부탄력이 어느 정도 괜찮을 때, 결막조직을 통해서 지방을 다크서클을 넘어서 재배치하는 수술이라 흉터가 남지 않으면서도 미적으로 개선되는 범위가 많아서 큰 만족을 줄 수 있는 수술이다.

chapter 4

# <눈밑지방재배치 2> 동안이 되고 싶은데 성형한 티가 나는 것은 싫다면

## '애기 얼굴 어플'에서는 무슨 원리로 동안이 되는 걸까?

'애기 얼굴 어플'을 한번쯤 사용해 본 사람들이라면 느낄 수 있다. 자신의 얼굴을 아기 얼굴처럼 만들어주는 '애기 얼굴 어플'에서는 누구나 동안이 된다는 것을…… 중년의 주름지고 굴곡진 얼굴이 동안으로 변신하는 것이 시간을 거슬러 올라가는 마법과도 같기 때문일까? 스마트폰으로 뉴스도 보고 금융 거래를 하는 요즘 5, 60대 역시 '애기 얼굴 어플' 갖고 놀기가 즐거운 오락이다. 그런데 왜 해당 어플에서는 누구나 동안이 되는 마법이 일어나는 것일까?

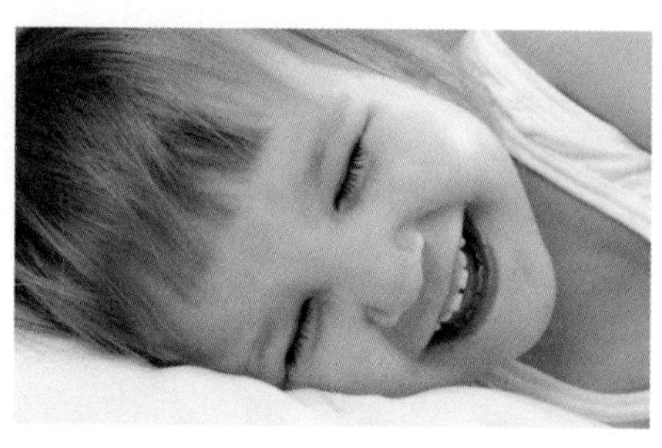

먼저 '동안의 조건'을 생각해 보면 떠오르는 것이 바로 어린아이가 웃는 얼굴이다. 모든 윤곽을 담당하는 선과 구조가 작고 동글동글한 얼굴. 각진 곳이 없이 턱끝이 짧은 얼굴, 그리고 애교살이 살아 있고 바로 볼살이 봉긋하게 이어지는 귀여운 얼굴이 바로 어린아이 얼굴의 특징인데 바로 그런 얼굴이 동안얼굴이기 때문이다.

## '동안의 적' 다크서클을 없애려면…

30대 중반이 지나 숙명처럼 피할 수 없는 다크서클은 개개인의 타고난 탄력과 안구구조, 눈밑지방의 양 등의 영향으로 나타나는 시기와 심한 정도가 다를 수 있지만 중요한 객관적 사실은 눈밑노화가 다크서클 정도일 때 눈밑지방재배치를 한다면 매우 효과적이고 만족스런 결과가 될 수 있다는 사실이다.

불거진 지방이 방치된다면 피부와 안륜근이 팽창돼서 늘어나게 되고 눈밑고랑에 있는 피부는 심하게 꺾여서 혈액순환에 장애를 받아 서서히 피부가 변성되는 노화가 오므로 수술을 고려한다면, 40대 중반 이전이 '골든타임'이라고 할 수 있겠다.

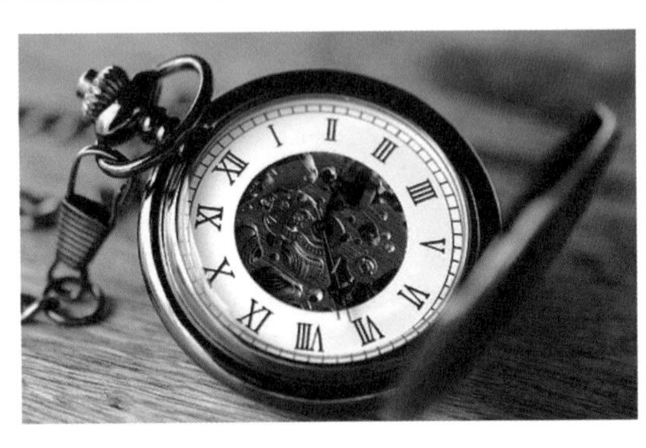

다크서클이 없는 눈밑애교살을 다시 살리는 게 목표하는 바라고 생각할 때 눈밑지방재배치 수술은 매우 효과적인 해결방안이라고 할 수 있다. 특별한 부작용도 없고 한번 제대로 수술을 받게 되면 재배치되어 자리 잡은 지방조직이 다시 재발하거나 문제를 일으키지도 않아 괜찮은 구석이 많은 수술법이다.

눈밑지방재배치는 결막을 통해서 이루어진다. 결막을 통해 약해진 격막조직을 지나 눈밑고랑 아래에 충분한 면적의 유착된 조직을 박리하여 풀어준 후 밀려나오는 눈밑지방을 충분한 거리까지 이동하여 재배치하는 수술이다. 간혹 지방을 소량 제거하고 재배치를 하는 병원도 있지만 엄밀히 말하여 지방은 제거할 필요도 이유도 없고 충분히 재배치될 공간을 확보해서 전체 지방을 활용하는 것이 미적으로 얻는 가치도 높을뿐더러 재발할 확률도 훨씬 덜하게 된다.

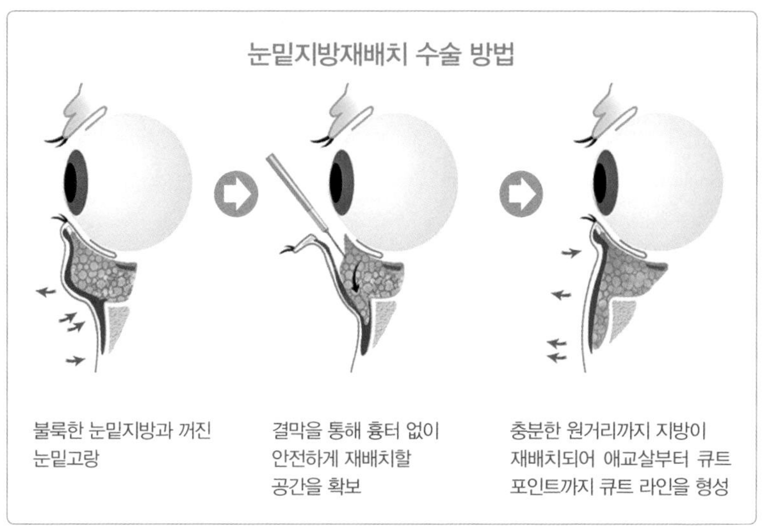
눈밑지방재배치 수술 방법
불룩한 눈밑지방과 꺼진 눈밑고랑
결막을 통해 흉터 없이 안전하게 재배치할 공간을 확보
충분한 원거리까지 지방이 재배치되어 애교살부터 큐트 포인트까지 큐트 라인을 형성

## 연예인도 많이 하는 '눈밑지방재배치'

잘 마무리된 눈밑지방재배치는 피부탄력이 좋은 분에게 다크서클 없는 애교살을 선사하게 되고 결과적으로는 성형수술을 한 티(?)가 나지 않게 동안의 느낌을 줄 수 있다. 모든 수술이 장점만 있을 수는 없고, 부작용이 없을 수는 없겠지만 눈밑지방재배치는 그래

도 흉터가 없으면서 얻을 수 있는 점이 훨씬 많아서 연예인도 적극적으로 본인 수술홍보를 하는 재미있는 현상을 보게 된다.

## 눈밑지방재배치 수술 시 체크할 주의사항이 있다면…

다만 주의를 요할 것은 눈밑지방재배치 수술이 간단해 보이지만, 수술과정에서 시야가 좋지 못한 이유로, 수술적 난이도가 있는 수술이라는 점이다. 수술박리가 충분히 이루어지지 않고 재배치를 하려고 한다면 수술 과정에서 불필요하게 눈밑지방을 제거하게 되는데 아무래도 수술의 효과도 문제지만 다크서클 자체가 충분히 해결이 되지 않을 수 있고, 재배치된 지방이 자리 잡는 과정에서 재발률도 높을 수 있다.

또 하나 체크해야 할 포인트는 눈밑지방재배치와 지방이식을 같은 날 하게 되는 경우는 지양해야 한다.

엄밀히 말하면 눈밑지방재배치와 눈밑미세지방이식은 수술영역이 겹치므로 불완전하게 재배치하지 않는 이상 같은 날 두 가지 수술을 함께 하는 것은 바람직하지 않다. 성형전문의인지와 함께 챙겨야 할 포인트일 수 있겠다.

## chapter 5

# <하안검성형 1> 슈퍼 동안 정우성, 그의 동안 핵심은 무엇일까?

### 멋있게 나이 들어가는 남자배우들

명품 연기자이지만 우리 주변 어디서나 볼 수 있는 아저씨 같은 이미지의 곽도원, 'OB 청춘 스타들이 어떤 모습으로 나이 들었나'를 보는 재미가 쏠쏠한 '불타는 청춘'의 구본승, '이태원 클라쓰'에서 기업의 회장 역할을 맡아 60대 외모가 어색하지 않았던 유재명.

이들의 공통점은 무엇일까? 바로 73년생 동갑내기라는 사실이다. 만 나이로도 50이 코앞이니 영락없는 아저씨들의 모습이 당연하다. 그런데 그들과 같은 73년생이라는 점에서 세간의 주목을 받는 배우가 있으니, 바로 정우성이다.

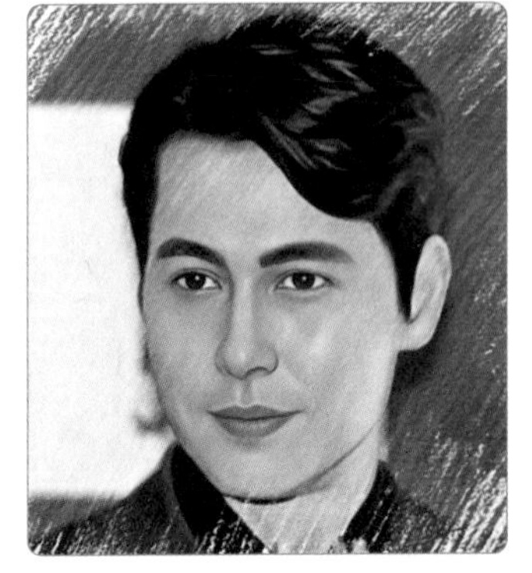

'슈퍼 동안' '특급 동안'이라는 닉네임에 절로 고개를 끄떡이게 하는 그를 보면 "신이 빚은 외모에 동안까지…… 세상은 참 공평하지 않다"는 생각이 들곤 한다.

누군가가 "그가 무릎에 앉히고 떡볶이를 먹이던 여진구가 폭풍 성장해 청년이 되었건만, 정우성의 시계는 아직도 멈춰 서 있다"고 말했을 정도로 그는 나이에 비해 매우 젊다. 사실 얼굴의 노화는 남자들이 여자들 보다 쉽게 드러난다. 여자는 화장으로 커버가 가능하나 남자는 그렇지 않기 때문이다.

## 연예계에서 알려진 남자 동안 배우들

우리가 흔히 아는 남자 배우들 중 '누가 더 동안일까?'에 대한 판별은 그래서 어느 정도 어렵지 않다. 정우성의 절친이라는 이정재 역시 막상막하 동안 배우로 꼽히나 삼각형 눈꼬리가 조금 처지는 느낌이 살짝 있어 정우성의 판정승이다. 비슷한 연배의 이서진 역시 눈밑이 불룩해지는 것을 감추지 못한다. 모두 멋있게 나이 들어가는 배우들이나, 상대적으로 정우성이 더 동안인 것만큼은 부인할 수 없는 듯하다.

## 동안인 사람들의 특징은 무엇일까?

성형전문가로서 정우성의 얼굴을 보자면 "정우성은 동안의 핵심이 무엇인지를 보여 주기에 딱 맞춤한 얼굴이다"라는 생각이 들곤 한다.

동안인 사람들의 특징은 쌍꺼풀이 있고 돌출되지 않은 큰 눈을 가지고 있는 경우가 많다. 또한 피부가 얇고 눈밑지방과 다크서클이 없거나 도드라지지 않는다. 조금 더 정리해 보자면, 동안으로 보이기 위한 여러 가지 요소 중 가장 중요한 **두 가지 조건**이 있다.

첫째, 피부가 환하고 탄력이 있어서 처짐이 적다.
둘째, 불룩한 눈밑지방과 다크서클이 도드라지지 않는다.

그런데 눈꺼풀은 쌍꺼풀 유무에 따라 바라보는 관점이 다를 수 있어서, 결국 나이 들어 보이는 여부의 핵심은 둘째인 눈밑 노화의 정도에 달려 있다고 봐도 무방하다. 우리 피부 중에 가장 얇은 부분이라, 안경을 착용하지 않았다면 가장 빨리 노화를 발견하게 되는 곳이 눈밑이다.

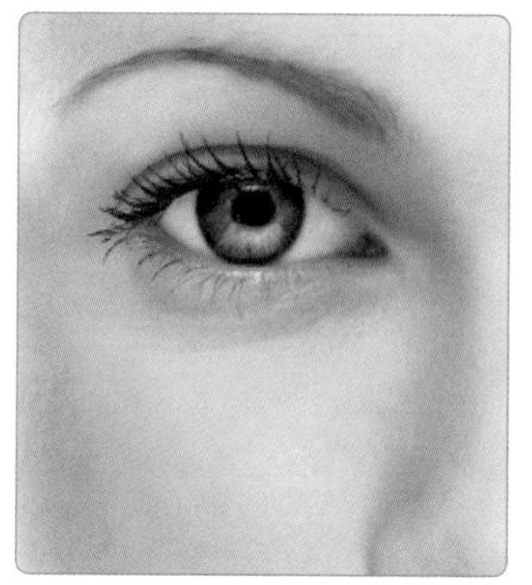

## 눈밑 노화는 어떻게 진행되는 걸까?

나이가 들면 눈밑지방이 많아지는 것이 아니고, 눈밑지방을 감싸는 격막구조가 약해져 눈밑지방이 밖으로 밀려 나오면서 불룩해지는 현상이 일어난다.

♣ 눈밑 노화의 1단계

-불룩해진 지방 밑으로는 고랑이 생기고 혈액순환 문제가 생기면서 검붉은 다크서클이 심해지고 뚜렷해진다.

♣ 눈밑 노화의 2단계

-불거진 지방은 피부와 안륜근을 팽창시키고 서서히 탄력저하를 유발해서 눈밑 주름까지 생기게 만든다.

보통은 신경을 쓰지 않다가 갑자기 나이 들어 보이는 눈밑의 노화 증상을 발견하고 그제서야 꾸미지 않아도 빛났던 젊은 날의 모습을 그리워하게 될 때가 있다.

여기서 성형전문의로서 중요 포인트를 말씀드리자면, 이 모든 노화증상은 서서히 이루어지는 게 아니고 특정 시점부터 매우 급격히 이루어진다는 점이다. 불거진 눈밑지방이 주범인데, 덮고 있는 피부의 탄력도 덩달아 저하되면서 처짐이 발생되면 애교근육의 볼륨도 감소하면서 처지기 때문에 노화가 복합적으로 오게 된다.

눈밑 노화 증상

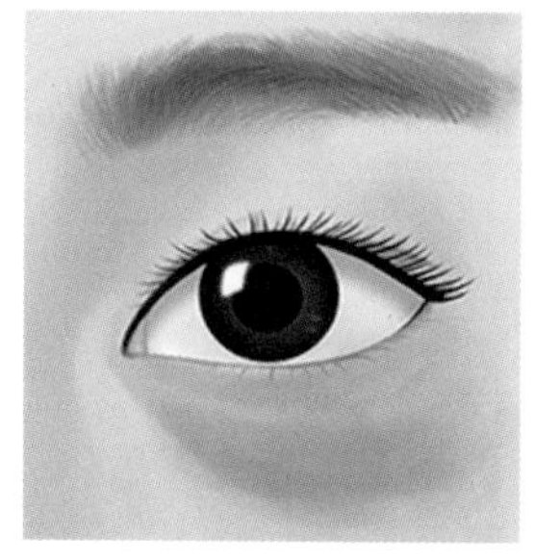

얇은 피부 밑에 안륜근층과 혈관이 비쳐 보이게 됨

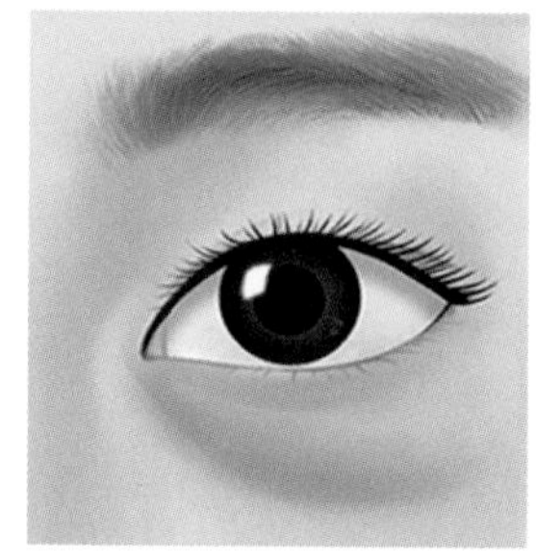

함몰된 눈밑고랑과 불거진 눈밑지방으로 인한 그림자 현상으로 어두워 보이게 됨

## 눈밑 노화 증상 해결에는 골든타임이 있다

눈밑 노화 증상을 해결하는 적극적인 성형수술 방법은 많이 알려진, '눈밑지방재배치'란 수술과 '하안검성형'이다.

효과를 떠나 쌍꺼풀의 매몰법/절개법처럼 흉터가 없느냐 생기느냐에 대한 문제도 있기 때문에 호불호도 다양하게 있을 수 있지만, 노화 증상이 방치되는 기간에 따라 수술의 '골든타임'을 놓치는 상황도 발생될 수 있다.

40대 후반 정도가 되면 다크서클 정도에 따라 차이가 있을지라도 대부분 피부탄력이 떨어지면서 눈밑 피부조직이 밑으로 느슨하게 처지게 된다. 안륜근이 처지면서 애교살도 퍼지고 얇아지게 되어 애교살이 실종되는 것처럼 보이게 되고, 앞 볼살에 해당되는 중안면도 심부 지방이 처지면서 큐트포인트가 없어지고 전반적으로 울퉁불퉁한 얼굴이 되는데, 여러 가지 노화 증상을 크게 개선해 주는 것이 바로 '하안검성형' 또는 '하안검수술'이다.

"다시 서른이 된다면, 정말 날개를 달고 날고 싶어."

그 빛나는 젊은 모습이 다시 올 수가 없다는 사실을 우리는 잘 알고 있지만, 기술적으로도 많이 발전해서 충분히 신뢰할 만한 수술 방법이 어떤 의미가 있고, 어떻게 이루어지는지 하안검성형 2에서 소개해 보고자 한다.

### 연령별 적합한 눈밑성형 방법

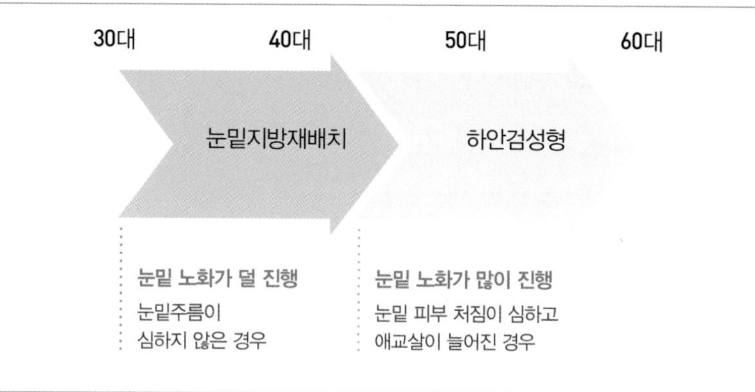

## chapter 6

# 〈하안검성형 2〉 하안검성형, 동안을 위한 첫걸음

### 나이 들면서 더 어려 보이는 배우, 한예슬

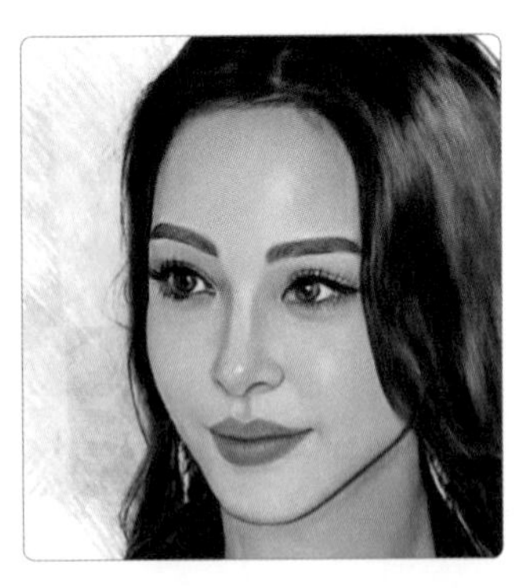

나이를 먹으면서 점점 동안이 되어 가는 연예인도 있다. 슈퍼모델 출신 배우 한예슬이다. 데뷔작 '논스톱4'에 주연으로 출연하며 빠른 시간에 인지도가 높아진 그녀 역시 또렷한 눈밑 애교살과 볼살의 큐트 포인트가 잘 살아 있는 동안 연예인이다.

이목구비가 뚜렷함에도 불구하고 동안으로 보이는 것은, 그녀 역시 깨끗한 피부와 커다란 눈에 코끝에서 턱끝까지의 길이가 짧은 대표적인 동안 얼굴형이기 때문이다.

데뷔 초에는 코를 길어 보이게 하는 입체적인 화장법 때문에 오히려 본인의 나이보다 더 들어 보이는 성숙한 이미지였지만, 본인의 동안얼굴형이 드러나는 지금은 "나이를 먹으면서 점점 동안이 되어가네" 하는 생각이 들게 한다.

유튜브 등 SNS를 통해 다양한 메이크업 방법과 패션 정보를 공개하는 등 쾌활하고 에너지 넘치는 텐션 덕분에 동안 이미지가 더욱 플러스되는 것을 보자면, 젊게 살아가려는 삶의 자세도 큰 역할을 하지 싶다.

## 헐리우드의 대표 동안배우 엘렌 페이지

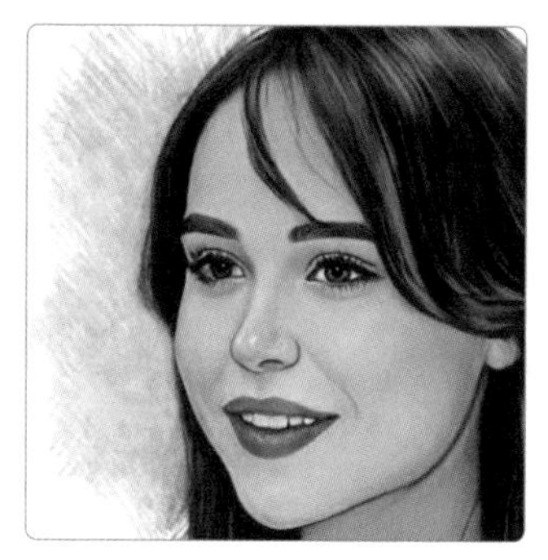

서양배우로 눈을 돌려서 헐리우드의 대표 동안배우로 꼽히는 엘렌 페이지는 서양인답지 않은 오밀조밀한 눈코입과 짧고 동글동글한 턱선을 가지고 있다. 특히 그녀를 동안으로 보이게 하는 것은 길지 않은 코다. 코나 턱이 길면 사실 동안으로 보이기 힘들다. 나이가 들면 코가 약간 처지면서 코 길이도 더 길어질 수 있는데 코의 길이도 알게 모르게 나이 들어 보이게 만드는 요소이기도 하다.

이처럼 얼굴이 작으면서 비율이 도드라지지 않지만 상대적으로 하안면 부분이 살짝 작은 느낌이 있는 게 동안 느낌에 유리하다. 볼살이 처지지 않고 웃을 때처럼 앞볼(앞광대)까지 봉긋하게 살아나는 얼굴이라면 더할 나위 없는 동안이라고 할 수 있다.

## 눈밑 노화의 복잡한 진행

나이가 들면 눈밑지방은 불거지고, 앞광대 앞에 있는 심부 볼 지방이 밑으로 내려가면서 상대적으로 눈밑고랑이 깊어진다. 눈밑고랑 아래의 피부볼륨이 감소하고 점차 피부조직이 뼈에 붙은 것처럼 납작하게 꺼져서 유착되는 현상이 생기게 되는데 이런 점이 다크서클을 심화시키고, 눈밑의 피부 노화와 탄력저하를 가속화시키게 된다.

볼살 조직은 볼 지방 처짐과 함께 전체적으로 뼈와 연결된 인대조직이 느슨해지면서 붙어 있던 피부와 근육이 다 같이 느슨해지는 노화현상이 나타난다. 그런 노화현상으로 광대뼈가 드러나 얼굴이 울퉁불퉁해지고 인디언주름이나 팔자주름도 깊어지면서 나이 든 얼굴이 되는 것이다.

이러한 증상은 특정 나이가 되면 노화속도가 급격히 빨라지는 패턴을 보이는데 보통 남자는 40대 초반, 여자는 40대 중반에 형성된다. 따라서 이전과 이후에 따라 노화에 대응하는 해결방법도 달라지기 때문에 소위 '골든타임'이라고 부르기도 한다.

눈밑의 노화 증상에는?

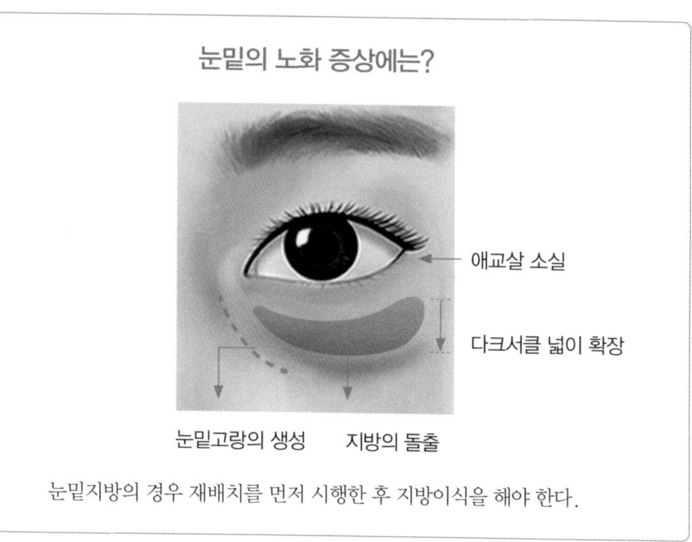


눈밑지방의 경우 재배치를 먼저 시행한 후 지방이식을 해야 한다.

## 눈밑 수술 방법의 결정은 애교살의 위치다

눈밑고랑을 중심으로 위아래 조직이 단절되면서 형성된 다크서클은 이 무렵 점점 깊어지는 패턴을 보이는데, 그 이유는 눈밑지방 때문에 시작된다. 눈밑지방을 감싸는 격막의 지지력이 약해지면서 펑크 비슷하게 손상이 되어 가면 급격히 지방이 밀려 나오게 되고, 팽창된 피부의 탄력도 덩달아 급격히 저하되는데, 이 상태로 어느 정도 방치되어 지속되는지가 중요해진다. 팽창된 피부와 안륜근이 중력에 의해 처지면서 눈밑 주름이 형성되고, 애교살 근육도 점차 넓어지면서 소실되기 때문이다.

'눈밑지방재배치'를 하기에 아직 충분한 시기, 즉 '골든타임'을 판단하는 Key포인트는 **'애교살 근육의 형태 변화'**다.

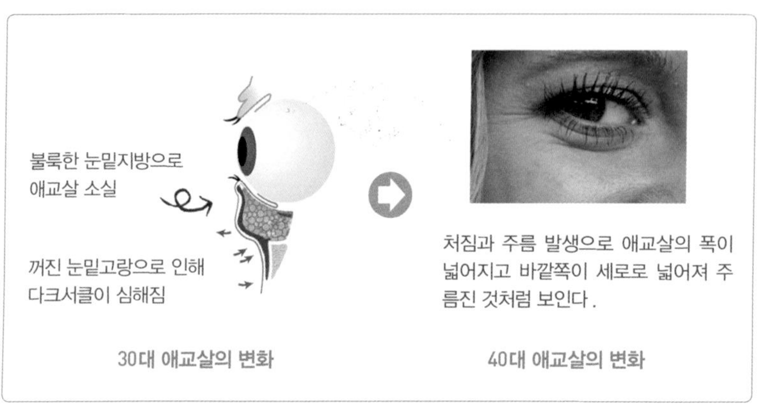
불룩한 눈밑지방으로
애교살 소실
꺼진 눈밑고랑으로 인해
다크서클이 심해짐
처짐과 주름 발생으로 애교살의 폭이 넓어지고 바깥쪽이 세로로 넓어져 주름진 것처럼 보인다.

30대 애교살의 변화

40대 애교살의 변화

애교살 근육이 처질 정도면 탄력이 원래 많이 부족했거나 불거진 눈밑 증상으로 방치된 노화의 시간이 길었다는 것을 의미해서 '눈밑지방재배치' 수술만으로 만족스러운 동안이 되기에 역부족이 된다.

즉 애교살 근육의 복원과 리프팅도 필요해진다는 얘기다. 이때는 '하안검수술'이 더 적합한 해결 솔루션이 된다.

| 눈밑지방재배치 | VS | 하안검성형 |
|---|---|---|
| 살아있는 지방을 원거리로 이동시켜 불룩하게 나온 지방은 해결하고 꺼진 부위는 채워준다. | | 불룩하게 나온 지방을 눈밑고랑 아래로 재배치하고 늘어진 안륜근을 리프팅하는 동시에 애교살을 살려준다. |

**'하안검성형'**은 눈 아래 속눈썹 부근을 절개해 눈밑지방을 재배치하고 처진 안륜근과 피부를 당겨 주름을 개선하는 수술이다. 나이 들어 생기는 다크서클 역시 눈밑고랑이 생기면서 만들어지는 것이므로 다크서클 개선의 효과까지 있다. 예전방식의 하안검성형과 다른 가장 중요한 수술 포인트는 눈밑지방을 눈밑고랑 아래로 충분히 재배치하는 것뿐만 아니라 늘어진 안륜근도 충분히 리프팅하면서 동시에 애교살까지 살려주는 것이다.

안륜근 리프팅을 하면 피부 절제 양 역시 예전보다 많아지지만 그래도 부작용과 연관이 있기 때문에 피부의 절제 양을 잘 조절하는 것은 여전히  중요하다. 피부에 약간의 여유가 있어야 애교근육이 도톰하고 자연스럽게 구현될 수 있기 때문이다. 또한 하안검성형 후 남는 것은 흉터라인 하나이므로, 최대한 흉터의 퀄리티를 높이는 것이 역시 중요하다.

하안검 수술 대상

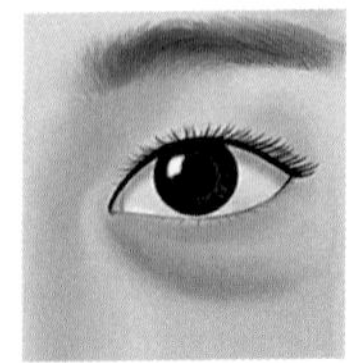

1. 눈 아래 꺼풀이 처져 눈밑에 주름이 생기는 경우
2. 애교살이 처져서 납작하고 주름처럼 보이는 경우
3. 눈 아래 꺼풀이 처져 눈밑에 두둑한 지방이 생긴 경우

## 완성도가 높아진 하안검 수술

동안성형 전문의로서 '자연스러운 애교살 복원과 흉터의 깨끗한 마무리 면에서 수술하는 의사의 실력이 판가름된다'고 믿고 늘 긴장하게 된다.

아기얼굴 같은 동그란 라인과 볼륨이 살아 있는 동안. '애기 얼굴 어플'로 만든 동안얼굴을 볼 때마다 하안검성형이 생각나는 것은, 지방재배치를 활용해 눈밑고랑부터 앞광대까지 충분한 면적에 볼륨효과를 주어 애교살부터 큐트포인트까지의 라인을 자연스럽게 만들어주는 '하안검성형'이 바로 그런 동안을 가능하게 하기 때문이다.

그래서 '성형전문의'라는 직업이 때로는 마법사처럼 느껴질 때도 있지만 과유불급은 여전히 유효하고, 제대로 된 원칙과 방법을 지켜야 마법다운 결과도 도출되는 것 같다.

chapter 7

# 〈리프팅 1〉 신애라 · 견미리 그녀들의 전성시대는 ing 중~

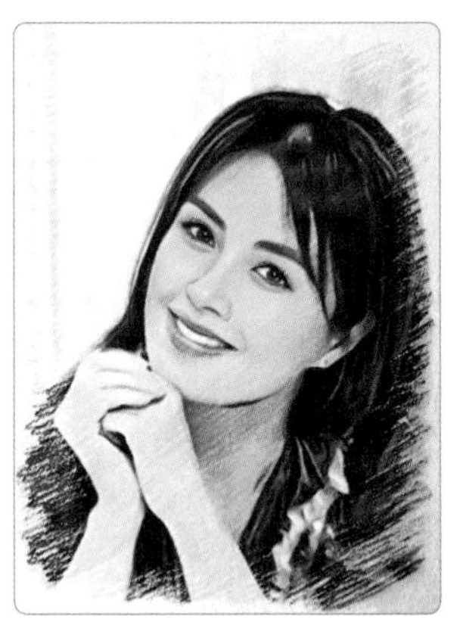

모두 60년대생들로 적지 않은 나이의 그녀들. 하지만 "도대체 어떻게 관리를 했기에 20년 이상 젊음을 유지하는 것일까?" 그런 질문이 절로 나오는 모습들이다. 20대 젊은 미인들 만큼이나 4~50대의 동안을 가진 이들에게 주목이 되는 건, '100세 시대'가 코앞에 다가왔기 때문일 것이다.

2025년 우리나라의 65세 이상 노인 인구는 전체 인구의 20%에 달할 것으로 예측된다고 한다. 고령사회를 뛰어넘는 초고령사회가 코앞에 다가온 셈이다. 이런 현실에서 "'100세 시대' 중년의 나이에도 어떻게 젊음을 유지하며 행복하게 살 것인가?"는 모든 이들의 화두일 수밖에 없다는 생각이 든다. 20대의 모습을 유지하며 사는 신애라, 견미리가 주목되는 건 그런 이유 때문이 아닐까?

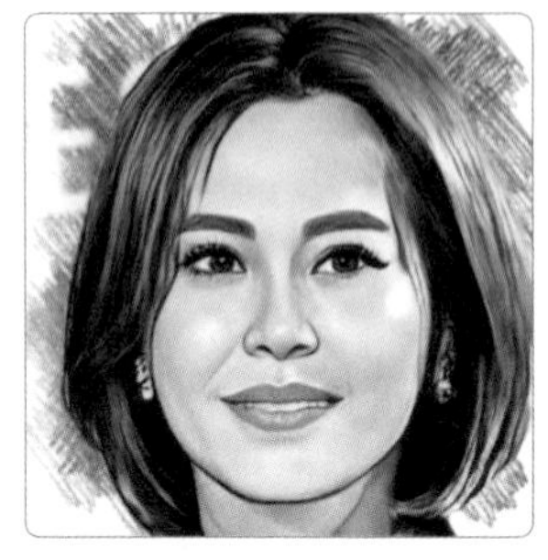

사실 나이 들어서도 젊어 보이고 싶은 노력은 어제, 오늘만의 일이 아니다. 진시황은 불로장생을 위해 영지버섯차를 즐겨 마셨고 미인의 대명사처럼 되어 버린 클레오파트라는 꿀이 젊음을 지켜준다고 생각해 시도 때도 없이 꿀을 먹고 바르기까지 했다는 일화는 너무나도 유명하다. 그러나 이런 노력에도 불구하고 나이가 들면서 변해 가는 모습은 어쩔 수가 없다.

## 어려 보이고 싶다면? 큐트포인트가 중요

나이가 들면 우선 피하지방이 얇아지면서 감추어졌던 광대 등 골격이 드러나게 된다. 그 결과 드러난 골격으로 인해 얼굴이 울퉁불퉁해지면서, 나이 들어 보이고 인상이 강해 보이게 된다. 또 살짝 미소 짓는 볼살 느낌을 주는, '연지곤지'를 그려주는 포인트인 볼살의 '큐트포인트'의 변화도 중요하다.

무게중심이 잘 살아 있어 어려 보이게 만들었던 심부 볼 지방층이 아래로 처지면서 얼굴 아래쪽에는 팔자주름이 생기고, 눈밑고랑과 인접한 볼살의 볼륨이 감소하면서 납작해지면 눈 아래의 불룩한 지방주머니와 다크서클까지 더 심하게 보이게 된다. 젊었을 때 살아 있던 큐트포인트로 인해 귀엽고 밝았던 인상이 나이 들면 어두운 인상으로 변하는 이유다. 이 부분의 해결이 동안이 되기 위한 필수 과정이라고 해도 과언이 아니다.

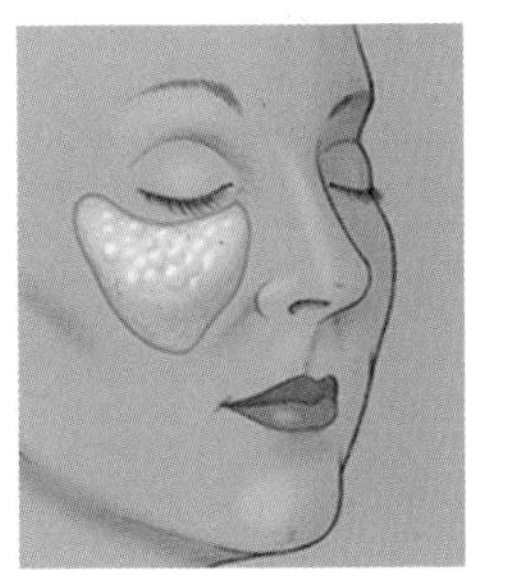

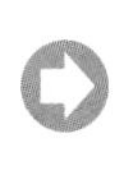

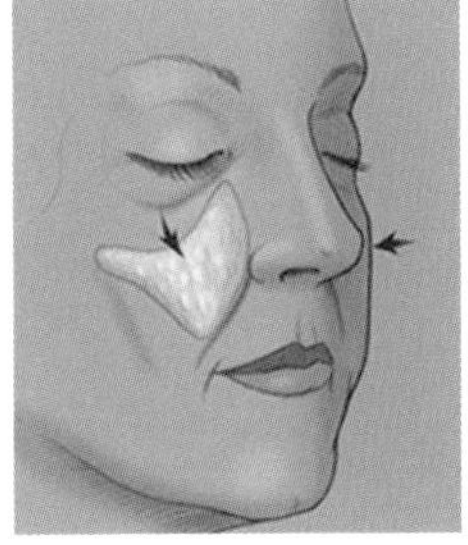

큐트포인트가 사라지는 것은 심부 볼 지방이 처지면서 중안면 무게중심이 아래로 내려가고 피하지방이 줄어들기 때문이다.

## 나이가 들면 볼살이 처지고 얼굴이 더 커지는 이유는…

얼굴 아래쪽이라고 예외가 아니다. 나이가 들면서 처진 볼 지방층과 더불어 피하지방은 줄어들어 입가의 표정근이 많이 노출되게 되면서 입가의 주름선이 늘어나고, 심술보처럼 입가의 아래쪽으로 지방이 불룩해지고 늘어지면서 '자울(Jowl)'이라고 불리는 노화현상도 생기게 된다. 점점 나이가 들면서 한국인 특유의 복합적인 노화현상이 누적되면서 잔주름보다 깊고 무거운 주름과 처진 느낌이 들어 보이면서 인상마저 변하는 것이다.

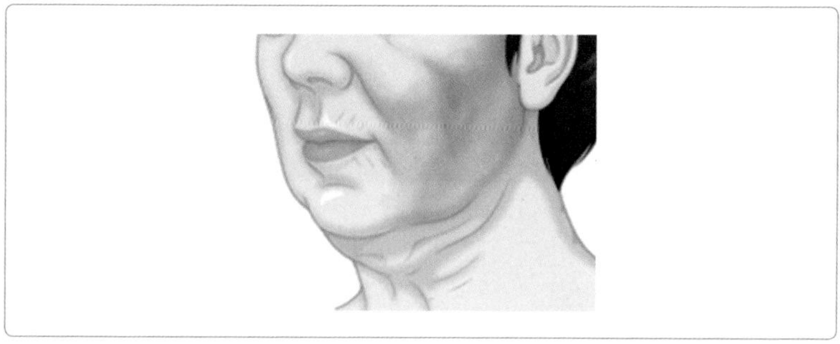

얼굴 노화를 막고 싶은 여성들은 고가의 기능성 화장품, 피부관리 등 다양한 노력을 하지만 결국에는 한계를 느끼고 성형외과를 찾는 경우가 많다. 그런 그녀들이 가장 원하는 건 '티 안 나게 자연스럽게 젊어지는 것'이다. 주름은 없어졌으나 어딘가 부자연스러워 보이거나 흉터를 남기는 수술은 두려운 때문이다.

## 누구나 티 나지 않게 젊어지고 싶다

기술적으로 가능한 부분이 있고 가능하지 않은 부분도 있지만 지금의 성형기술은 한국인의 특성에 맞게 흉터가 최소한으로 되는 시술이나 수술이 트렌드로 자리 잡았다. 흉터를 최소한으로 하는 연구 덕분에 보다 효율적인 노력으로 자연스러운 결과를 낼 수 있게 되었다.

## 서양인과 동양인 얼굴 노화의 차이점 자글자글 잔주름 vs 굵은주름

얼굴에 젊음과 생기를 주는 리프팅 수술 역시 개개인의 상황과 조건에 맞게 이루어져야 하는데, 피부가 얇고 주름도 깊지 않으며 자글자글한 잔주름이 많은 서양인과 달리 동양인은 상대적으로 피부가 두껍고 굵은 주름이 대부분이다. 이런 굵은 주름은 한 번에 해결하기 어렵고 특히 중안면의 깊은 주름은 해결 자체도 어렵기 때문에 얼굴을 상, 중, 하로 나누어 근거리로 목적하는 바를 정확하게 나누어 수술하는 것이 더 바람직하다.

수술을 크게 하더라도 해결되는 범위는 제한적인 게 현실이기 때문이다. 서양인과 해결되는 정도도 다르다. 따라서 한국인의 피부 특성과 개개인의 노화패턴에 따라 시술 및 수술적 접근은 서양인과 전혀 달라야 하고, 공격적인 수술접근이 꼭 행복한 결과를 도출하지 못할 수도 있다는 점이다.

보다 자세한 부위별 수술 방법 소개는 리프팅 2에서 다루고자 한다.

chapter 8

# 〈리프팅 2〉 절개 리프팅을 쉽고 간결하게 도와주는 '엔도타인'

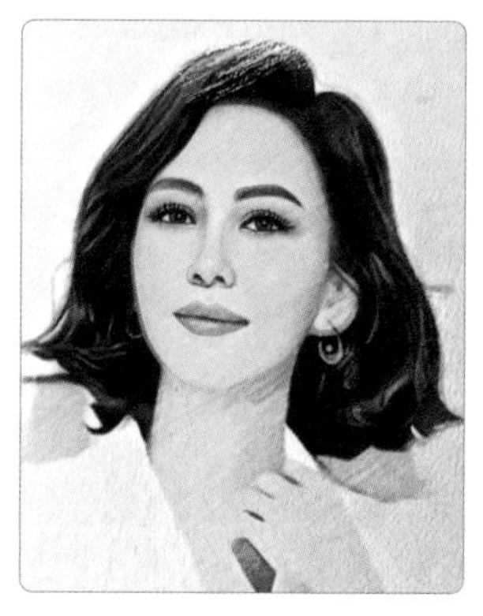

중년 혹은 노년을 행복하게 보내기 위해 젊음을 유지하려는 노력은 치열하기만 하다. 젊음을 더 오래 유지하고 노화를 늦춰준다는 건강식품도 넘쳐난다. 뿐만 아니라 '이소라 마법의 건강쥬스', '김남주의 오일 보습법', '채시라의 꾸준한 근력운동' 등 유명인들의 젊음 유지비법이 실시간 검색어로 등장하기도 한다.

얼굴에 젊음과 생기를 주는 리프팅 수술 역시 개개인의 상황과 조건에 맞게 이루어져야 한다. 피부가 얇고 주름도 깊지 않으며 자글자글한 잔주름이 많은 서양인과 달리 동양인은 상대적으로 피부가 두껍고 굵은 주름이 대부분이다. 이런 굵은 주름은 한 번에 해결하기 어렵기 때문에 얼굴을 상, 중, 하로 나누어 정확하게 시술하는 것이 바람직하다.

얼굴 리프팅 성형은 상, 중, 하로 구분되어 시술해야 한다.

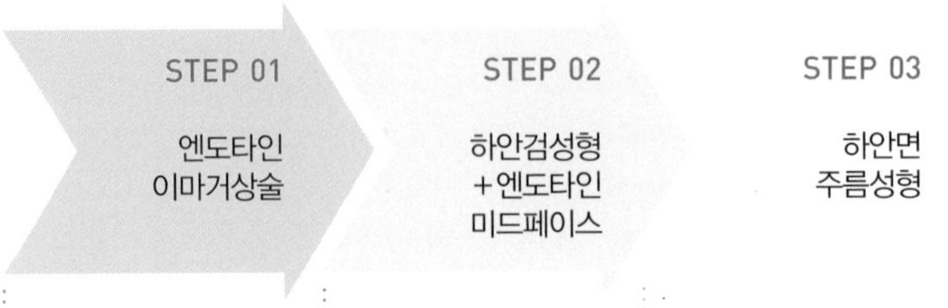

| STEP 01 | STEP 02 | STEP 03 |
|---|---|---|
| 엔도타인<br>이마거상술 | 하안검성형<br>+엔도타인<br>미드페이스 | 하안면<br>주름성형 |
| 1 단계<br>엔도타인으로 이마 전체를 들어올려 리프팅하는 방법 | 2 단계<br>눈밑주름을 해결하고 처진 볼살은 엔도타인을 이용하여 리프팅 | 3 단계<br>늘어진 턱선과 처진 목선을 최소 절개로 잘라 봉합하는 방법 |

상안면의 이마주름과 눈꺼풀 처짐 성형에는 엔도타인을 이용한 '이마눈썹거상술'이 적합하다. 엔도타인은 늘어진 피부조직을 위로 충분히 끌어 올린 후 처지거나 내려오지 않도록 강하게 고정해주는 재료이다. 두피 내에 1cm 정도의 작은 절개를 한 후 엔도타인을 이용해 이마주름과 처진 눈썹은 물론 눈꺼풀 처짐 현상까지 한 번에 개선할 수 있다.

## 엔도타인 이마성형으로 이마주름+처진 눈썹+눈꺼풀 처짐을 한번에 해결

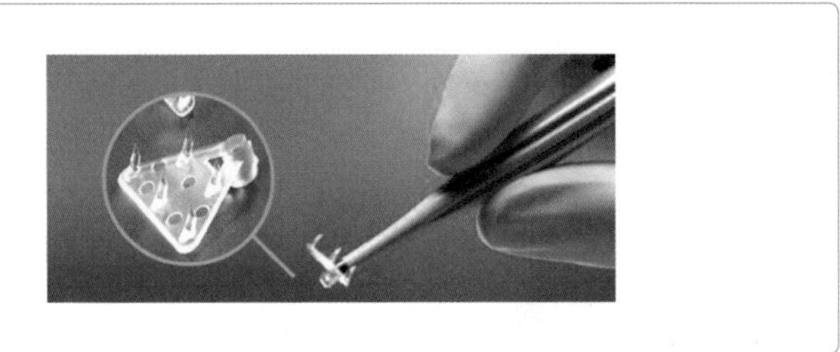

개인적으로 엔도타인이마거상술은 최소 절개로 흉터 걱정은 물론 시술에 대한 부담도 적지만 효과는 매우 좋은, 환자 중심적인 시술 방법이라는 생각을 한다. 단, 시술 부위 자체가 신경과 혈관이 모여 있는 곳이고 단단하게 붙어 있는 조직을 풀어주어야 하기 때문에 내시경으로 보면서 섬세하게 이루어져야 한다.

## 중안면 리프팅, 어떤 수술 방법이 좋을까?

중안면 리프팅을 위해서는 역시 엔도타인을 이용한 미드페이스 리프팅을 추천한다. 눈꺼풀 아래부터 입 사이를 미드페이스(midface)라고 하는데, 나이가 들면서 이 부위의 피부, 지방 및 근육이 아래쪽으로 처지게 된다. 그 결과 눈밑은 움푹 꺼져 다크서클까지 나타나고 코에서부터 입가로 내려오는 주름이 깊어지게 된다. 이런 문제를 해결하기 위해 처진 뺨의 피부조직을 들어 올려 고정시켜 줌으로써, 얼굴윤곽과 통통한 볼위 볼륨이 자연스럽게 살아나도록 하는 것이 '엔도타인 미드페이스 리프팅' 수술이다.

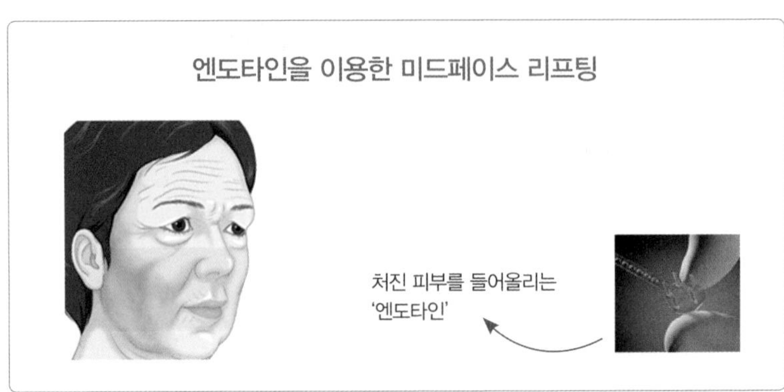
엔도타인을 이용한 미드페이스 리프팅
처진 피부를 들어올리는
'엔도타인'

박리된 연조직을 엔도타인 5개의 돌기에 걸어 고정시켜 주는, 간단한 방법만으로 결과가 매우 자연스럽다는 장점이 있으며 좀 더 보강을 해야 할 부위가 있다면 과하지 않은 정도로 지방이식을 해주면 좋다.

## 중안면리프팅 수술의 어려운 점

사실 얼굴리프팅 중에서 가장 어려운 건 중안면 부위다. 특히 팔자주름은 피부가 두껍고 광대가 발달한 동양인들의 경우는 고전적인 '안면거상술'로도 효과가 거의 없다. 게다가 시술 시 옆방향으로 피부를 당기면 광대가 발달한 동양인들은 얼굴이 더 커 보이는 사태가 발생할 수 있다. 그래서 팔자주름, 처진 볼살 역시 엔도타인을 이용한 리프팅 시술을 더 추천한다.

보통 엔도타인을 이용하여 볼 아래 조직부터 수직으로 당겨주면서, 하안검성형을 함께 해주는 방법이 더 바람직한데, 이 경우 처진 중안면을 비교적 가까운 거리에서 확실하게 당겨주기 때문에 결과도 좋은 편이며 눈밑지방과 눈밑주름도 함께 개선할 수 있다는 장점이 있다. 물론 눈밑 최소 절개로 시술이 이루어지기 때문에 흉터 걱정 역시 크게 할 필요가 없다.

## 하안검성형과 미드페이스 엔도타인 수술을 함께 해야 하는 이유?

여기서 알아야 할 것은 원래 엔도타인 미드페이스 리프팅수술은 사실 단독으로 시행되기 어렵고, '눈밑지방재배치'나 '하안검수술'과 함께 해야 한다는 사실이다. 어느 수술이 '주'인지 '부'인지 애매할 수 있지만 최신 기법의 하안검수술이 처진 안륜근을 충분히 리프팅을 해주면서 중안면 리프팅이 함께 이루어지기 때문에 눈밑 노화 증상뿐만 아니라 중안면 노화증상에 적지 않은 효과가 있다.

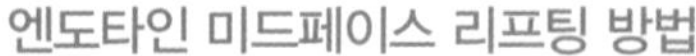


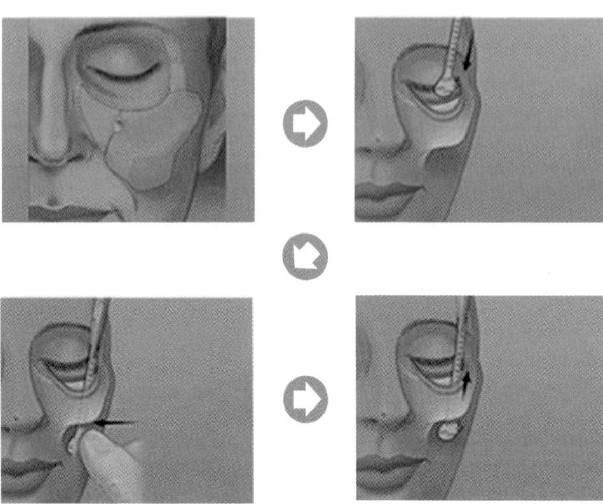

① 처진 부위를 어떻게 리프팅할지 디자인한다.
② 눈밑부터 빰까지 이어지는 전체 피부 조직을 들어올린다.
③ 피부 속에 미드페이스 엔도타인을 삽입한다.
④ 엔도타인을 수직으로 당겨 고정한다.

하안검성형은 엔도타인 미드페이스 리프팅과도 수술적으로 목적하는 바가 서로 연계되는 면이 있어서, 수술효과에 대한 시너지가 매우 좋은 편이다.

## 하안면 주름은 실리프팅으로 간편하게 해결할 수도…

하안면의 주름과 늘어짐(Jowl) 현상은 현실적으로 '실리프팅'을 선택하는 경우가 많다. '실리프팅'이나 고전적인 '안면거상술'을 비롯한 여러 가지 '절개리프팅' 수술 방법이 하안면의 늘어짐을 해결하는 데에는 모두 효과적이지만 수술의 크기와 부담스러움의 정도가 너무 큰 편이다. 따라서 비절개/절개 모두 의미가 있는 타입에서는 실리프팅이 선택되는 경우가 더 많아지고, 절개리프팅이 꼭 필요한 타입에서도 긴 절개선이 필요한 '클래식 안면거상술'보다 최소절개선으로 여러 가지 기법을 응용한 '최소절개리프팅'을 하는 추세이다.

'하안면 주름성형'이라고 통칭되는 최소절개리프팅 방식은 귀주변의 작은 절개로 하안면의 늘어짐을 효과적으로 해결할 수 있어 나름 합리적인 수술법이고, 병원마다 수술 방법은 다양하게 다를 수 있다.

하안면주름 성형 절개 부위와 수술 후 모습

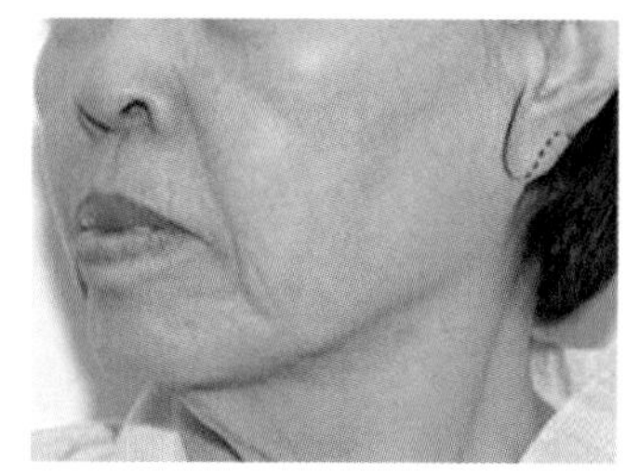

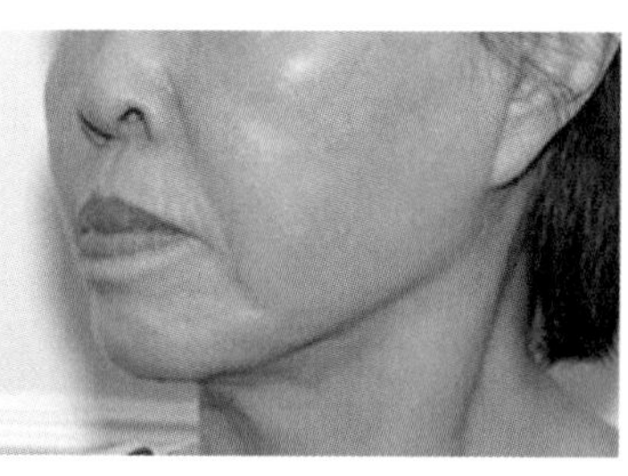

## 수술의 효과

❶ 뺨 피부 조직을 들어 올려 자연스럽고 생기 있는 얼굴로 만들어준다.

❷ 피부가 처져 생긴 볼 처짐, 이중턱, 목주름에 좋은 효과를 볼 수 있다.

❸ 기존 안면거상술에 비해 절개 범위가 적어 흉터를 최소화한다.

❹ 삽입물이 없어서 이물감이 없고 염증이 적다.

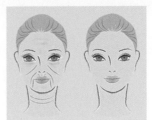

고전적인 안면거상술(Classic Facelift)이 중안면의 늘어짐까지 충분히 해결되지 못하고, 하안면의 늘어짐과 주름 증상 해결로만 만족하기에는 수술이 너무 큰 게 아닌가 하는 회의도 있어서, 절개리프팅은 현실적으로 하안면 주름의 해결을 목표로 진행되는 게 현실이다.

성형외과 전문의가 선호하는 '앵커(anchor) 포인트가 있는 실리프팅 방식'은 '비절개 리프팅'이지만 수술 효과가 꽤 좋고, 수술도 간단하면서 단기적으로는 하안면 주름 해결 효과가 절개리프팅 못지않아, 최근 적극적으로 선호되는 추세다.

참고해야 할 것은, 실리프팅 수술 방법은 워낙 다양해서 단순히 실을 많이 넣어 피부를 '붕 뜨게 하여(float) 효과를 내는 실리프팅 방식'이 더 많이 보편화되어 있는데, 수술이 간단하고 많이 시술되긴 하지만 고정하는 방식에 비해선 효과가 약간 부족할 수도 있다.

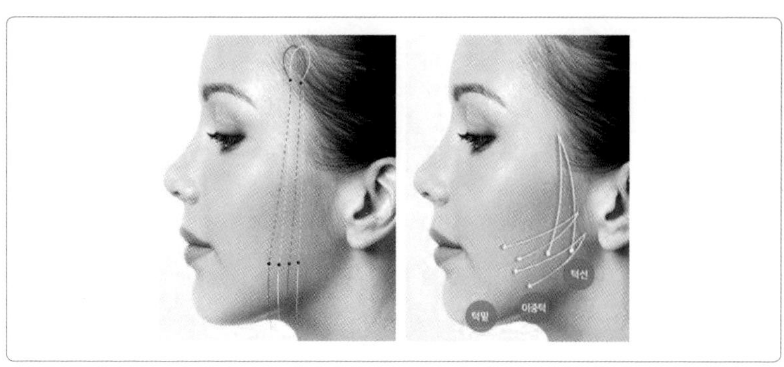


## 자연스러움을 추구하는 리프팅성형이 대세

얼굴의 주름을 없애고 동안 볼륨을 살리는 최근의 리프팅 수술은 '자연스러움'이 키 포인트다.

넓게 절개하여 넓게 박리하는 고전적인 시술 방법에서, 최소 절개로 여러 가지 수술기법을 조합해 최소한의 흉터와 자연스러움을 추구하는 시술 방법으로 변하고 있다.

그리고 그런 '자연스러움을 추구하는 시술'이 가능할 수 있었던 것은 성형전문의들의 꾸준한 연구로 얻어진 성형기술과 엔도타인 같은 성형재료의 발달이 큰 몫을 했다고 생각한다. 이제 "얼굴이 이상하게 변하는 건 아닐까?", "주름은 없어져도 흉터가 심하게 남지는 않을까?" 하는 걱정은 기우(杞憂)인 시대가 되었다. 젊고 아름다운 모습을 좀 더 길게 누리는 데에는 약간의 용기만이 필요할 뿐이다.

chapter 9

# <이마성형 1> 40대? 이정현, 아직도 그녀가 빛나 보이는 건

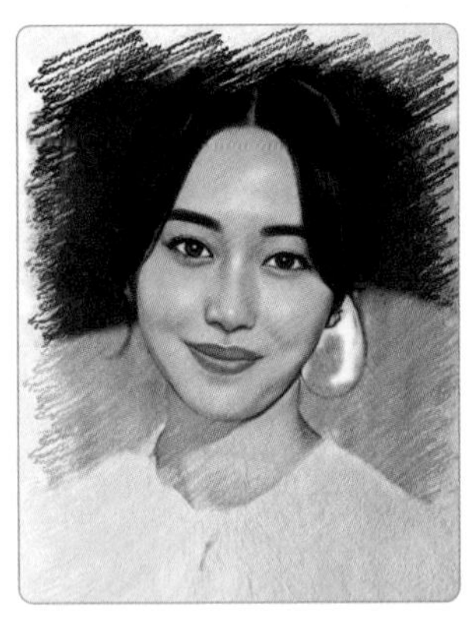

"설마했던 니가 나를 떠나버렸어. 독한 여자라 하지 마."

긴 손톱 끝에 마이크를 달고 부채를 펼쳐 든 채 넘치는 끼를 발산하던 이정현. 80년생으로 이미 40대가 되어버린 그녀를 다시 TV에서 보게 된 건 KBS 예능프로그램 '신상출시 편스토랑'에서였다.

배우로도 가수로도 활동했던 그녀가 '참 다재다능한 팔색조 같다'고 생각했지만 '신상출시 편스토랑'에서 보여 준 그녀의 모습은 또 다른 새삼스러움을 느끼게 했다. 앞치마를 두른 다소곳한 모습에, 창의적인 레시피로 요리를 완성하는 그녀의 모습 어디에서도 도발적으로까지 보였던 예전의 이정현은 없었다. 신기해하며 화면 속의 그녀를 가만히 응시하자니 '얼굴은 더 예뻐졌고 환하게 빛이 나네' 하는 생각이 들었다.

나이가 믿기지 않을 정도의 동안을 유지하는 그녀의 얼굴에서 특히 눈에 띄는 건 이마였다. 앞머리로 얼굴을 가렸던 예전과 달리 5:5 단발머리로 동그스름하며 팽팽한 이마가 드러나자 그녀의 얼굴은 단아하고 밝아 보였다. 아마도 그런 덕분에 지금도 동안으로 보이는지 모르겠다.

## 동안을 유지하는 비결은 특히 이마에 있었다

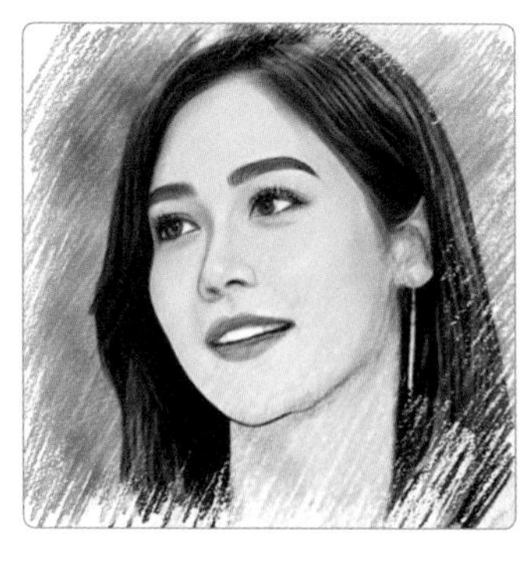

이마가 예뻐서 반듯한 인상과 동안 이미지를 주는 건 '한가인', '한지민', '송혜교', '성유리' 등도 예외가 아니다. 그녀들에게 여전히 밝고 동안인 이미지를 부여하는 건 예쁜 이마라인이 턱라인까지 매끄럽게 연결되기 때문이 아닐까 싶다.

예쁜 눈, 예쁜 코에 못지않게 예쁜 이마에 대한 갈망은 의외로 높다. 정기적으로 이마 보톡스나 필러를 맞는 20대들도 의외로 많다. 성형카페에서는 "이마가 넓적하니 인상이 밋밋해 보이고 얼굴도 크게 보여요. 넓적한 이마는 정말 답이 없는 거 같아서 이마성형을 하려고 해요.", "이마성형하면 저도 연예인들처럼 예쁜 이마를 갖게 될까요? 이마를 내놓고 다니는 게 소원이에요. 이마가 납작해 늘 앞머리를 내리고 다니거든요."라는 고민 글들을 심심찮게 찾아볼 수 있다.

실제 이마가 납작하거나 눈썹 뼈가 발달되어 이마가 상대적으로 움푹 들어가 굴곡이 있는 경우에는 인상이 억세 보일 수 있다. 이마 모양을 개선하는 방법으로는 크게 '볼륨을 개선하는 방향'과 '이마 넓이와 주름을 개선하는 방향'이 있다.

## 이마가 볼륨감 있게 변화한다면…

먼저 볼륨을 개선하는 방법을 소개하고자 한다. 이마는 면적이 넓고 균일해야 하는 특성상 볼륨이 정교하게 증가하게 해야 하므로, 시술이나 수술은 매우 섬세한 과정을 필요로 한다. 이마의 볼륨을 증가시키는 방법은 보형물(실리콘) 삽입 이마성형과 자가혈세포 또는 줄기세포를 이용한 미세지방이식 이마성형이 있다.

물론 필러성형도 많이 시행하고, 접근방식 면에서 미세지방이식술을 대체 할 수 있지만, 주입되는 양이 많이 필요해서 비용이나 시술범위에서 약간의 제약이 있고, 나중에 흡수되기 때문에 부분

볼륨교정에 더 많이 사용된다.

◆ 이마의 볼륨 성형 방법 두 가지 ◆

1. 보형물(실리콘) 삽입
2. 자가혈세포를 이용한 미세지방이식

보톡스나 필러 같은 시술보다 효과의 지속성 면에서 오래가는 두 가지 수술 방법의 특징을 알아보자.

### 맞춤이 가능하고 정교한 실리콘 이마성형

이마가 심하게 납작하거나 위쪽으로 갈수록 더 낮은 이마의 경우에는 볼륨교정이 많이 필요할 수밖에 없는데 이럴 경우에는 지방이식으로 충분한 교정이 어려울 수도 있어서 실리콘을 이용한 이마성형이 더 좋은 결과를 낸다.

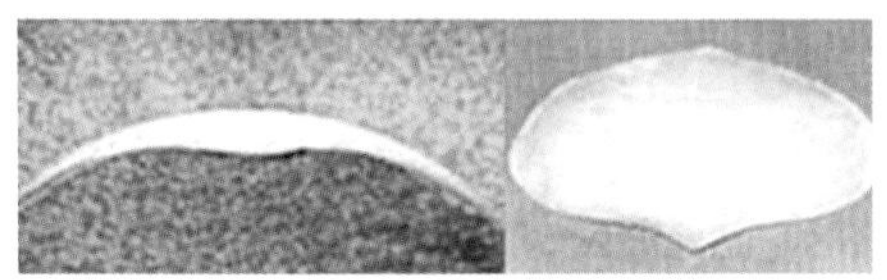

▲ 주문제작된 실리콘 보형물

아직도 많은 사람들이 보형물에 대한 부작용을 우려하지만, 맞춤형 주문제작으로 검증받은 실리콘 보형물로 잘 만들어진다면 부작용의 가능성은 크게 줄어든다. 실리콘 보형물을 이용한 이마성형의 가장 큰 장점은 맞춤 성형이 가능하다는 점이다.

사람의 얼굴이 다 다르듯 이마 또한 개개인의 모양이 다 다르기 때문에, 원하는 모양대로 결과를 만들어 내기에는 실리콘 이마성형이 적합하다. 무엇보다 울퉁불퉁하지 않으면서 모양이 변하지 않는다는 것이 큰 장점이고 헤어라인 뒤쪽으로 절개하여 수술하기 때문에 흉터 걱정도 크게 없다.

다만 보형물 자체가 큰 사이즈이고 안착되기까지 조심하지 않으면 부작용 가능성도 있기 때문에 현재는 성형빈도가 많이 감소하는 추세다.

### 자가혈세포 혹은 줄기세포를 이용한 미세지방이식 이마성형

미세지방이식은 현재까지 시행되는 이마성형 중 가장 보편화된 방법이다. 아래쪽에 단단한 이마뼈가 받치고 있는 이마는 미세지방이식으로 인한 볼륨 변화가 피부 쪽으로 쉽게 나타난다.

이마는 원래 지방의 생착률이 나쁘지는 않은 부위지만, 예전의 단순 지방이식만을 할 때 보다, 최근에 시행되는 자가혈세포(PRP)

또는 줄기세포를 이용한 미세지방이식은 생착 효과와 지속력이 매우 높다. 보형물 삽입에 대한 시술이 간편하고 수술흔적이 남지 않으며 높아진 생착률 덕분에 부담 없이 시술할 수 있다는 큰 장점이 있다. 물론 결과도 자연스럽다.

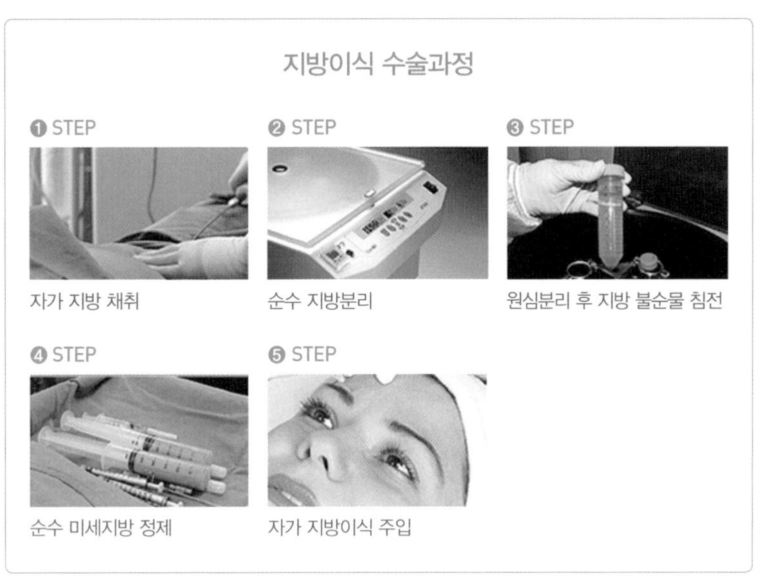
지방이식 수술과정
❶ STEP
자가 지방 채취
❷ STEP
순수 지방분리
❸ STEP
원심분리 후 지방 불순물 침전
❹ STEP
순수 미세지방 정제
❺ STEP
자가 지방이식 주입

수술관점에서 볼 때는 이마전체의 균일한 볼륨증가가 가장 중요하기 때문에 세심하고 꼼꼼한 지방이식 테크닉을 필요로 한다. 지방이 일부 흡수되면 매끄럽지 못한 피부요철이 생길 수 있으므로 약간 충분한 지방을 오버랩해서 섬세하게 이식하게 되고, 추가 볼륨이 필요할 때도 이마전체 단위로 접근하는 것이 중요하다. 경험상 가급적 부분적으로 보완하지 않는 것이 또한 중요하다.

또 다른 이마성형의 방법인 이마주름성형은 이마성형 2에서 다루고자 한다.

## chapter 10

# <이마성형 2> 이마주름의 문제가 눈처짐 때문이라고

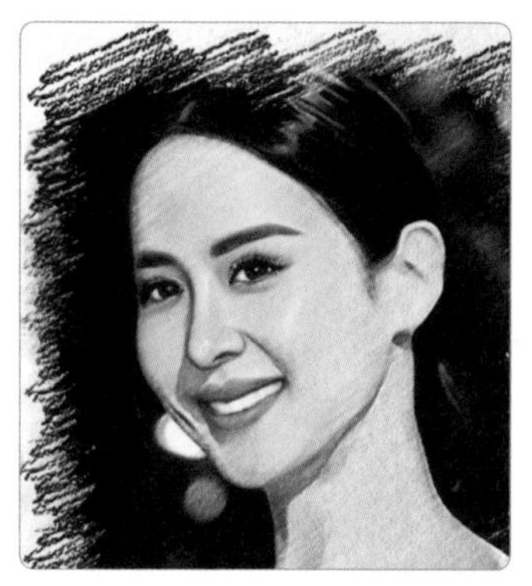

"이마가 반듯해야 미인이다"라는 말이 있듯 알밤이나 반달처럼 환하고 동그란 이마는 미인이나 동안의 중요한 조건 중 하나다. 이마가 예쁘면 단아하고 세련된 이미지를 줄 수 있다.

영화 '기생충'에서 조여정 역시 짧은 단발머리에 도도하게 봉긋 솟은 이마라인이, 단순하지만 밝고 세련된 사모님 캐릭터에 딱 맞아 떨어졌다. 그녀가 영화 '후궁'에서 한복에 쪽머리를 하고 나왔을 때도 예쁜 이마로 인해, '5:5 쪽머리를 하고도 예쁜 연예인'이라는 찬사를 받기도 했다.

이렇게 반달처럼 봉긋한 이마라인이 턱라인까지 매끄럽게 연결되면 세련된 인상을 준다. 이마 볼륨감은 타고난 두상의 골격구조와 피하지방의 두께에 좌지우지되지만, 눈썹을 치켜올리는 습관이 있는 경우에는 이마에 주름이 반복적으로 생성되면서 이마를 울퉁불퉁하게 만들어 볼륨에도 영향을 준다. 즉 이마에 주름이 있으면 이마가 더 꺼져 보이고, 나이 들어 보이게 하므로 이마주름과 볼륨은 따로 생각할 것이 아니고 상호 보완 관계에 있다고 봐도 무방하다.

## 이마주름은 눈의 불편함과 밀접한 연관 있어…

얼굴 노화가 생기는 기전에서 이마주름은 전적으로 눈의 불편함 때문에 생긴다고 해도 과언이 아니다. 왜 그런지, 이마주름과 눈 상태의 상관관계를 좀 더 살펴보면 눈이 불편한 증상은 크게 두 가지로 나뉜다.

### 첫 번째는 눈처짐이다.

타고난 눈썹 높이가 너무 낮은 경우이거나 나이 들면서 눈썹 처짐이 발생할 때 눈꺼풀의 처짐이 더 심해지는데, 눈꺼풀의 처짐이 결국 시야를 가리기 때문에 불편해져서 사물을 쳐다볼 때마다 눈썹을 치켜올리면서 습관적으로 눈썹을 올리게 되어 이마주름이 생기는 원리다.

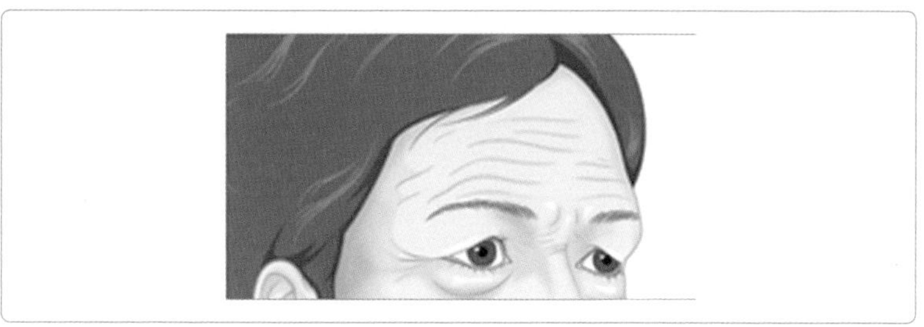

두 번째는 안검하수 증상이다.

눈을 뜨는 시스템의 문제로 눈을 뜰 때 눈이 크게 시원하게 떠지지 못하는 경우이다. 흔히들 '안검하수'라고 불리는 의학적인 증상인데, 눈을 뜰 때 눈꺼풀이 잘 올라가지 않으면 졸리운 느낌이 되고, 기능적으로도 불편해서 잘 안 떠지는 눈 때문에 눈을 뜨는 동작이 약간 힘들게 되고, 결과적으로 쳐다볼 때마다 눈썹을 올리면서 눈을 세게 뜨게 된다.

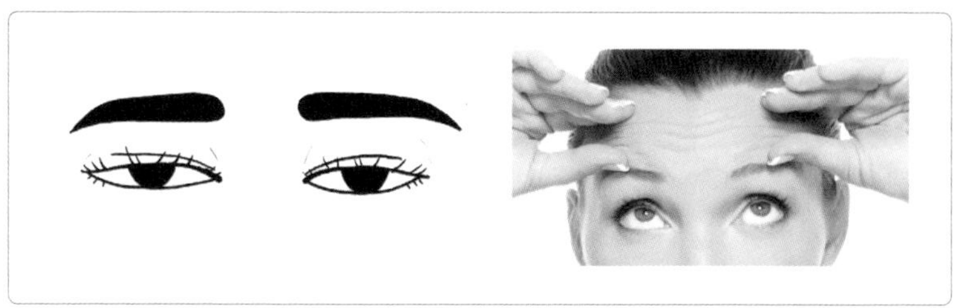

이마주름은 100% 눈의 불편함에 기인한다고 볼 때 이마주름의 단순한 개선을 위해 '보톡스'나 '필러' 같은 볼륨 주입만이 능사는 아니다. 문제의 원인이 되는 눈의 불편함을 해소시켜 주는 게 더 근본적일 수 있는데, 안검하수 교정을 위해서는 '눈매교정술', 눈썹 처짐을 동반한 눈 처짐 증상 해결을 위해서는 '눈썹하거상술'이나 '이마눈썹거상술'이 필요할 수 있다.

◆눈의 불편증상을 해결하는 방법◆

1. 안검하수를 동반한 눈처짐 증상 : 눈매교정 쌍꺼풀성형
2. 눈썹처짐을 동반한 눈처짐 증상 : 이마눈썹거상술 또는 눈썹하거상술

흔히들 '눈매교정술'이라고 칭하는 쌍꺼풀 수술 방법은 안검하수 교정과 함께 쌍꺼풀성형을 함께 하는 수술로, 눈꺼풀의 처짐을 해소하면서 눈도 잘 떠지게 교정하므로 이마주름을 해결하는데 첫 번째로 고려할 수 있는 성형수술이다. 눈처짐을 많이 동반한 경우, 과잉 상안검 피부를 알맞게 절제하고 안륜근 근육의 일부와 안와지방을 제거하게 되는데, 주로 상 외측의 피부가 더 많이 늘어지므로 이를 충분히 개선하는 것을 목적으로 한다. 젊었을 때 쌍꺼풀 수술과는 달리 피부의 탄력성이 떨어지고 늘어져 있어서 적절한

안검하수교정과 함께 피부 절제량을 알맞게 디자인하는 것이 수술의 핵심이다.

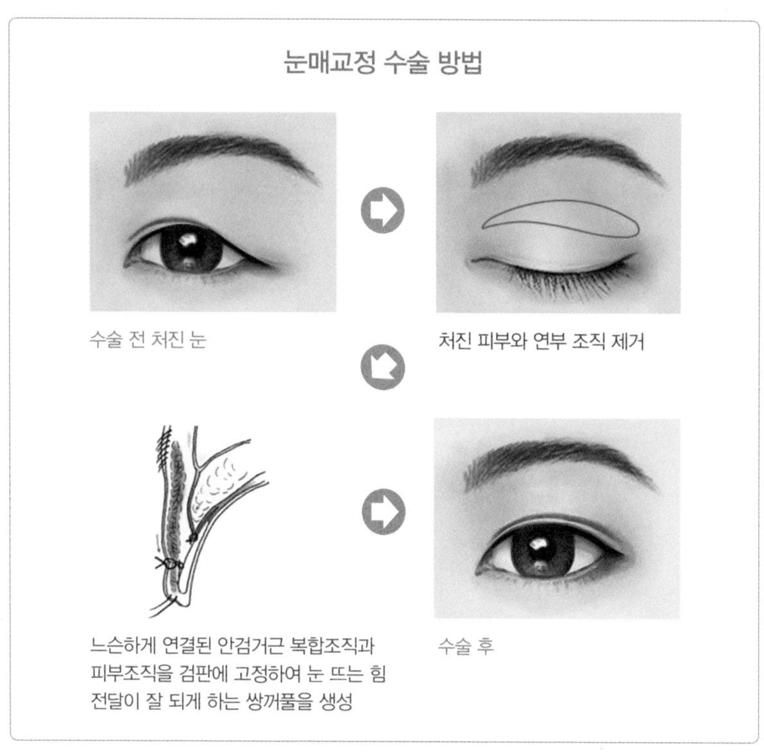
눈매교정 수술 방법
수술 전 처진 눈
처진 피부와 연부 조직 제거
느슨하게 연결된 안검거근 복합조직과 피부조직을 검판에 고정하여 눈 뜨는 힘 전달이 잘 되게 하는 쌍꺼풀을 생성
수술 후

'눈썹하거상술'은 눈썹 아래에 인접한 절개선을 통해 눈꺼풀 피부를 절제하고 리프팅하여 고정하는 수술로 절개선의 위치가 눈썹 직 하방에 위치하여 흉터가 눈썹라인에 가려져 잘 보이지 않고, 쌍꺼풀성형(상안검성형)과는 달리 눈썹이 많이 내려오지 않게 하고, 좌우 눈썹 높이가 다른 경우에도 미세하게 그 높이를 조절할

수 있다는 장점이 있다. 수술 후 눈꺼풀이 많이 붓지 않아 회복이 빠르고, 눈에 거의 띄지 않는 흉터로 자연스러움을 선호하는 사람들에게 좋은 선택이 될 수 있다.

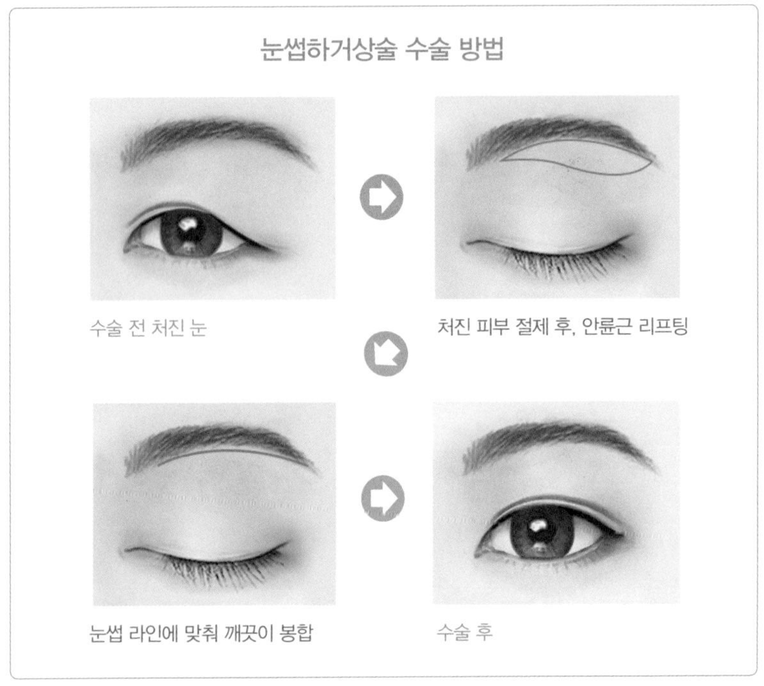
눈썹하거상술 수술 방법
수술 전 처진 눈
처진 피부 절제 후, 안륜근 리프팅
눈썹 라인에 맞춰 깨끗이 봉합
수술 후

'이마눈썹거상술'은 이마눈썹조직 전체를 한번에 물리적으로 리프팅하는 리프팅 수술이다.

눈썹과 눈이 가까운 사람은 눈썹처짐도 동반되기 때문에 눈처짐 증상이 더 심한 편이고, 시야를 가리는 처진 눈꺼풀을 위로 치켜뜨면서 이마에 주름이 잘 생긴다. 이 경우 쌍꺼풀 수술을 하게 되면 눈썹이 더 처져서 눈가주름이 많이 생기고, 인상이 답답해 보이고 강해 보이는 느낌을 주기 쉬우므로 쌍꺼풀 성형보다 '엔도타인을 이용한 이마눈썹거상술'이 더 좋은 선택이 된다.

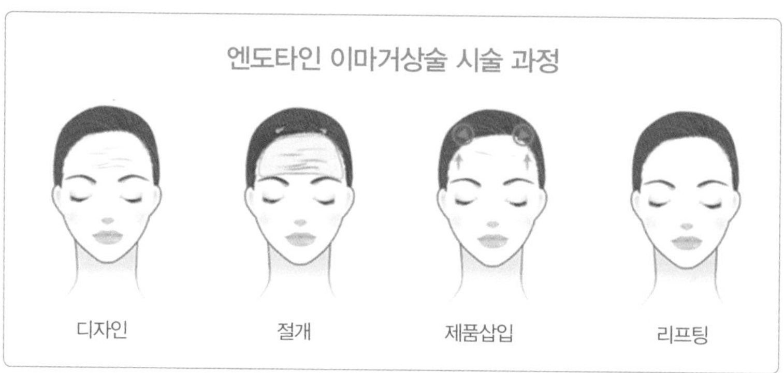


엔도타인(Endotine®)이란 조직을 리프팅하고 고정하기 위해 만들어진 의료용 제품으로 이마조직을 고정시키는 제품에 가장 많이 사용된다. 수술은 내시경으로 진행되기 때문에 흉터가 작고 이마와 눈썹조직을 한번에 당겨서 고정하고도 9개월 이상 지나면 인체에 이물질이 거의 남아 있지 않아서 안전하고 효과 또한 뛰어난 편이다. 피부가 두꺼운 사람도 엔도타인으로 충분히 당겨주면 눈썹 모양과 쌍꺼풀이 일직선에서 아치로 변하기 때문에 자연스럽고 만족스러운 결과를 볼 수 있다.

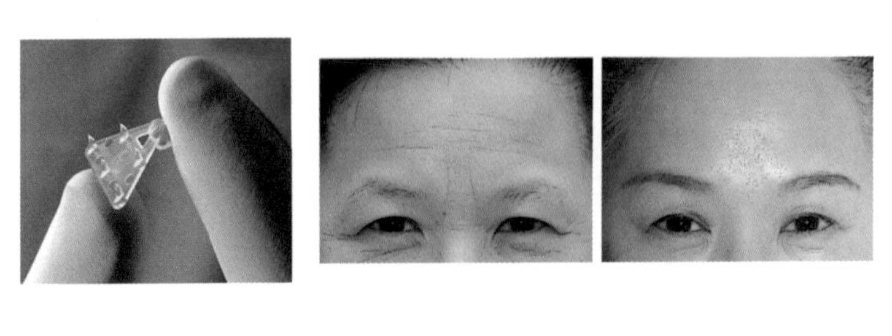

개개인의 얼굴 특성상 눈은 졸리지 않으면서, 눈과 눈썹 사이의 거리가 가까운 경우에는 눈처짐을 해결하는 수단으로 쌍꺼풀보다 '내시경을 이용한 이마눈썹거상술'이 더 효율적이고 미적 개선에도 도움이 될 수 있다. 이마와 눈썹이 올라가면 이마도 매끈해지고, 인상도 좋아지는 효과가 있기 때문이다.

## 결국, 주름없고 볼륨감 있는 이마가 동안의 상징

적당하게 시원한 넓이에 봉긋 솟아올라 탄력 있어 보이는 이마는, 탱탱한 뺨과 함께 동안의 상징이다. 실제 급격하게 살을 뺀 경우나 눈썹 쓰는 습관이 있는 경우, 뺨과 이마에 볼륨이 부족하고 주름이 지면서 노안으로 보이는 경우를 심심찮게 본다.

아무리 이목구비가 예뻐도 이마 모양이 매끈해 보이지 않으면 나이가 들어 보일 수 있다. '이정현', 소녀시대 '윤아', '조여정' 등이 여전히 동안을 유지하고 있는 것도 유독 봉긋하고 환한 이마가 한몫을 하기 때문일 수 있다. 비교적 간단한 시술부터 성형수술까지 미용적인 교정이 가능할 수 있는 이마성형. 역시 현재 자신의 이마 상태에 맞는 문제점과 원인 진단을 먼저 하는 것이 필수다.

사람마다 이마 모양은 다양하고 개선이 필요한 문제와 원인도 많아서, 접근법도 다양한 고민이 존재한다. 그리고 그런 고민을 해결하기 위해서 성형전문의는 완성도 높은 해결 방법을 더욱 연구해야 한다고 생각한다.

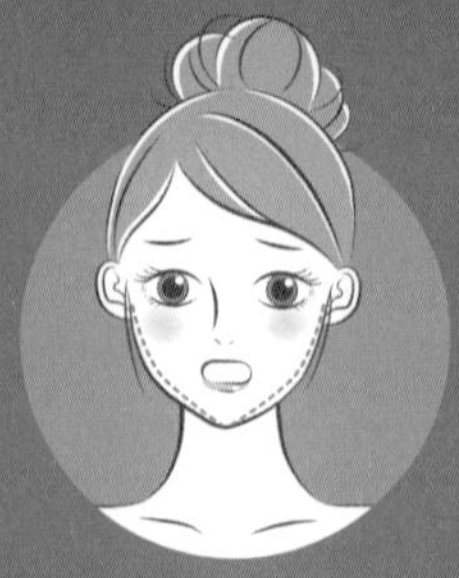

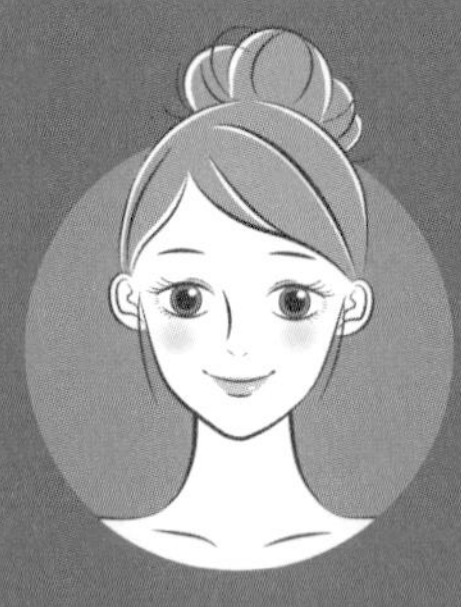

part 3

얼굴윤곽성형편

# 대부분 첫인상은 얼굴 선線에서 결정된다

chapter 1

# 〈코성형 1〉 내 얼굴에 한가인의 코를 붙인다면

## 코가 예쁜 여자 연예인은 누구일까?

코에 대한 콤플렉스가 있는 사람이라면 한번쯤 이런 검색을 해 보지 않았을까? 그렇게 검색되는 연예인들을 보면 '나도 저런 코였으면…' 상상을 하게 될 때가 있다. 그리고 그렇게 자신만의 상상을 간직한 채 성형외과 문을 두드리는 사람들을 만나게 된다.

"민효린의 코가 명품코라는데, 저도 그렇게 될 수는 없을까요?"

"제가 한가인 코처럼 된다면 귀여워 보이면서 정말 세련되게 보일 거 같은데요…."

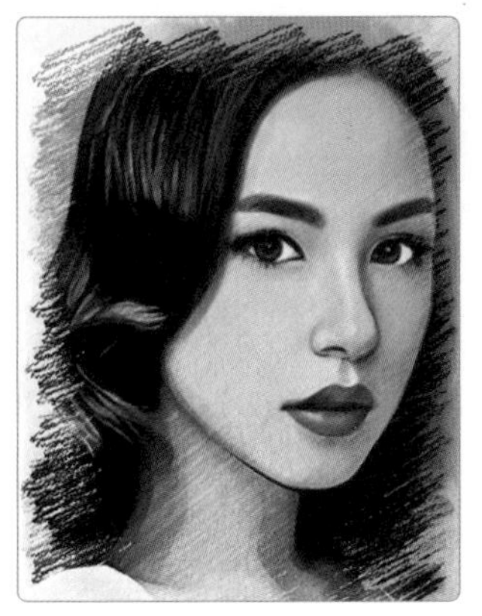
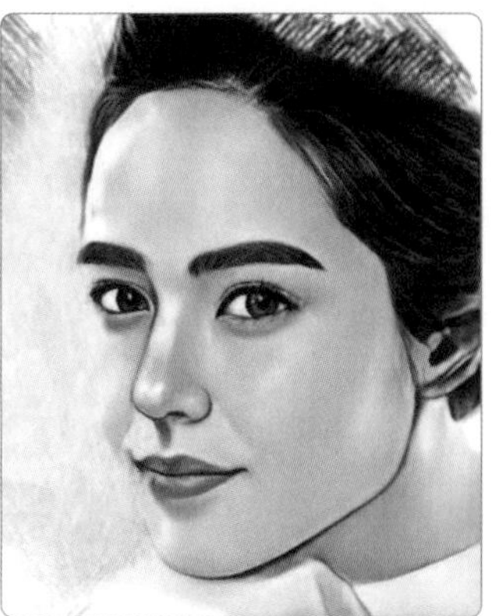

수술을 계획하며 이미 본인이 민효린, 한가인 같은 이미지를 갖게 되리라고 확신하며 말하는 사람들. 그런 사람들을 설득하는 말은 우선 이렇게 시작한다.

"말씀하신 분들은 대표적으로 개성있고 예쁜 코를 가졌다고 알려진 연예인들이네요. 공통적으로 얼굴 이목구비가 작으면서도 눈도 크고 코가 오뚝해서 예쁘고 동안의 느낌도 나지요. 즉 매우 작은 얼굴과 조화를 이루는 자연스러운 코라는 겁니다."

## 버선코, 반버선코?, 직반버선코??

두 연예인의 코만 따로 본다면 코가 전체적으로 작은 편이고 약간 짧은 느낌과 동그란 느낌이 살아 있는 '반버선코' 스타일로 작은 얼굴 두상의 전체적인 느낌과 매우 잘 어울린다. 귀여우면서도 콧대 선이 살아 있어 여성스러운 느낌도 나는데 코가 주는 얼굴의 느낌은 매우 큰 편이다.

코만 따로 생각할 수 없는 게 전체 얼굴선과 조화를 이루는 코의 높이가 주변구조의 높이와 크기에 영향을 받을 수밖에 없다. 성형전문의 관점에서 볼 때 이상적인 코 모양은 '이마에서부터 부드러운 곡선이 이어지면서 터닝하는 콧대 선의 시작점이 속눈썹 높이에서 시작하는 코'라고 할 수 있다.

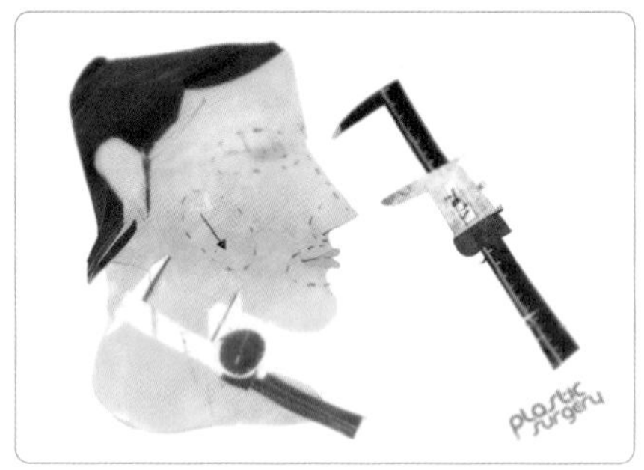

대부분 좀 더 아래쪽에서 터닝하는 경우가 많은데 이럴 때는 콧대가 낮아 보이면서도, 코의 전체적인 위치가 약간 아래쪽에 치우친 느낌도 들어 세련된 느낌이 부족하게 보인다. 그래서 코 시작점은 위치와 높이 조정에 있어서 코의 미적 포인트이므로 매우 중요하다.

〈이상적인 코 모양의 핵심 Point〉

첫 번째는 코 시작점의 위치다.

콧대 선의 시작점이 속눈썹 높이에서 시작해서 코끝까지 자연스럽게 연결되어야 한다.

두 번째는 콧대선이다.

매끄러우면서도 살짝 오목한 느낌이 과하지 않게 코끝까지 이어지는 게 여성스러우면서 세련된 느낌을 줄 수 있다. 피부가 깨끗하다면 금상첨화다.

세 번째는 코끝의 높이와 각도이다.

코끝의 높이는 콧대보다는 약간 높아야 하고, 코의 기둥과 인중이 이루는 각(비순각)은 95~105도 정도가 바람직하다. 즉 코끝이 너무 들리거나 떨어져 있지 않아야 바람직하다는 얘기다.

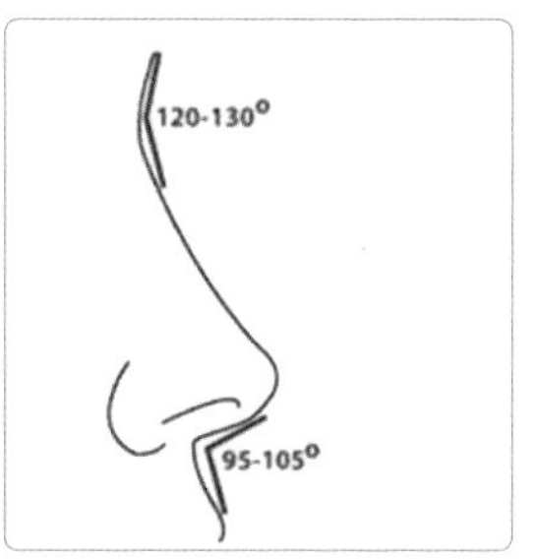


## 예쁜코, 모든 얼굴형에 무조건 다 어울릴 수 없어…

이런 분석관점에서 판단하는 것도 필요하지만, 사실 더 중요한 점은 코 모양이 전체적인 얼굴 이목구비의 이미지와 잘 어울려야 한다는 점이다. 민효린과 한가인같이 작은 얼굴형에 어울리는 작고 예쁜코가 모든 일반인 얼굴에는 전혀 어울리지 않을 수도 있고, 반대로 어려 보이고 귀여운 여성스러운 이미지의 작은 여성에게 너

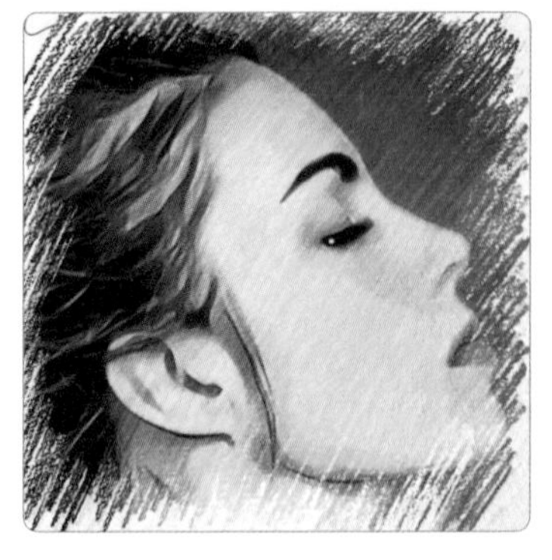

무 오똑하고 긴 느낌의 코도 전혀 어울리지 않을 수 있다.

만약 한가인의 코가 길고 매부리가 살짝 있는 높은 코라면? 상상하기 싫지만 아마도 세련되고 귀여운 이미지는 사라진 채, 약간 고집이 있는, 강하고 센 이미지가 되어 버릴 가능성이 크다.

## 나이가 들면서 코의 모양은 바뀐다

나이가 들면 코끝이 아래로 살짝 떨어지면서 코끝 높이가 낮아지고, 코의 전체적인 길이도 약간 길어지게 된다. 그래서 젊은 사람도 매부리가 있고 코가 약간 긴 사람은 나이가 더 들어 보이는 느낌을 줄 수 있다.

코성형 과정에는 일반적으로 콧대를 매끈하게 높이는 과정과 함께 코끝의 높이를 높이면서 코끝 방향은 업리프팅하는 과정이 필수로 있게 되는데, 전체적으로 이목구비가 또렷해지도록 하는 목적도 있지만 젊고 매력 있게 보이게 하기 위함이기도 하다.

chapter 2

# <코성형 2> 자연스러운 코성형은 부족한 결과일까?

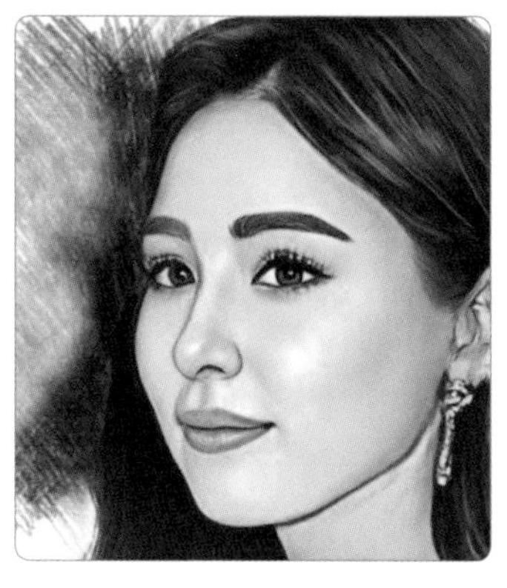

"신세경 코처럼 세련되게 높은 코였으면 좋겠어요."

신세경 씨도 옆모습이 예쁜 연예인으로 잘 알려져 있다. 동안 이미지에 날카롭고 인위적이지 않으며 자연스럽고 세련된 코 라인은 좀더 보편적인 예쁜코라고 할 수 있겠다.

어린 나이에 아역배우로 데뷔해서 활동했고, '지붕 뚫고 하이킥'에 나오며 청순 글래머 이미지로 많은 인기를 얻었지만, 최근에는 성숙하면서도 개성 있는 모습으로 친근한 친구 같은 이미지로 사랑

받고 있고, 코가 특히 예쁜 연예인으로 매력을 보여 주고 있다.

성형전문의 관점에서 볼 때 신세경처럼 높으면서도 자연스러운 코가 보편적으로 예쁘고 따라가고 싶어 해도 될 코 모양일 듯하다. 많은 여성들이 실제로 내원 상담 시 신세경 코사진을 보여 주며 상담할 정도로 신세경 코 모양에 관심이 많은 게 사실이다.

## 코수술을 안 한 것처럼 자연스러운 코 모양이 가장 중요

코성형의 결과는 개인적으로 인위적인 코 모양보다 수술한 느낌이 거의 나지 않는 자연스러운 코 모양이 가장 중요하게 생각해야 할 포인트가 아닐까 싶다. 현재 많은 성형외과 병원에서 추구하는 코 성형 모양은 좀 더 과하게 오뚝한 코끝과 높은 콧대를 선호하는 경향이 있어서 약간 문제가 있다. 성형 소비자의 눈높이가 높아져서일 수도 있겠지만, 누구처럼 되길 원하는 욕구 때문에 종종 수술과정에서도 무리수를 두게 된다. 요즘 많은 사람들이 관심을 가지고 있는 '코길이 연장술'이 대표적이다.

## 코길이 연장효과 중요하지만 부작용도 많아…

우리나라 사람들의 경우 낮으면서 살짝 짧은 코나 들창코가 많아서 오뚝한 코를 추구하다 보면 코길이 연장의 필요성을 생각할 수밖에 없게 된다. 코끝 높이를 높이는 방법이 코끝이 더 들려 보이는 현상을 초래할 수 있기 때문에 수술과정에서 높은 코에 맞게 코끝의 길이를 더 늘려주는 코길이 연장술을 함께 고려할 수밖에 없는 경우가 빈번하다는 뜻이다.

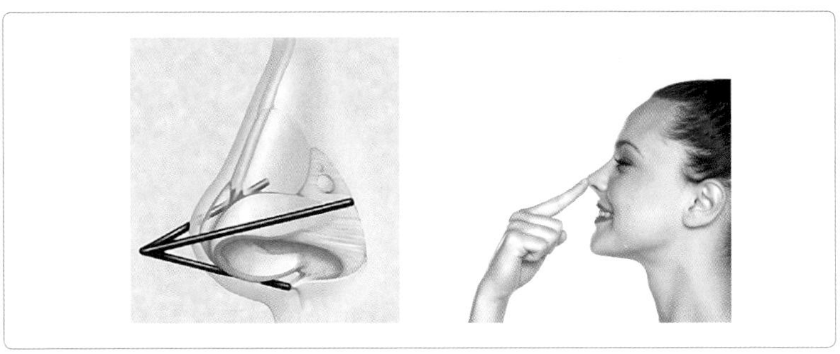

## 무리하게 코끝성형이 이루어져서는 안된다

코의 구조물과 피부조직의 여유가 있다면 문제가 되지 않을 수 있지만 많은 경우 피부가 늘어나는데 한계가 있고 빈약한 코끝 연골 구조를 보강하기 위해 매우 복잡하게 수술이 이루어진다. 심지어 자가조직이 아닌 조직이나 이물질도 암암리에 사용되기도 하는 실정이다.

무리한 수술과정이 장기적으로 변형과 염증을 초래할 수도 있고, 코끝 피부에 문제를 생기게 하거나 지나치게 하드하고 뾰족한 코끝을 만들어 결과적으로 자연스러운 코 모양과는 거리가 멀어질 수 있다. 적어도 들창코가 아니거나 코가 짧지 않으면서 코끝만 살짝 들린 들창코인 경우에는 코길이 연장술 자체가 필요 없을 수 있는데, 개인적인 소견으로는 하드한 방식의 코길이 연장술은 정말 코가 짧으면서 코끝이 들린 들창코에만 선별적으로 적용하는 게 필요하다고 생각한다.

코끝이 너무 하드(hard)하지 않으면서, 코끝이 들리지 않도록 보이게 수술하는 방법은 다음의 3가지 기술로 어느 정도 가능하다.

1. 코끝연골 구조의 부드러운 몰딩
2. 채취 후 남아 있는 비중격 연골 모양 조정
3. 코끝 연골이식의 위치 조절

소프트한 방식의 들창코 교정

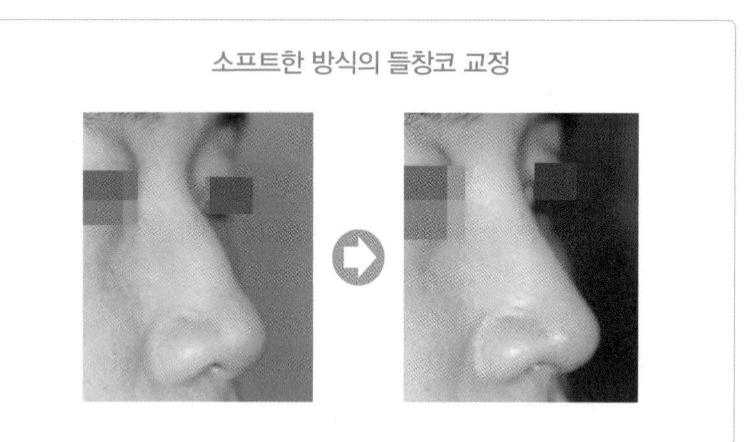

따라서 물리적으로 하드하게 연장하지 않고도, 많은 경우 들리지 않은 코 모양은 충분히 가능하다. 코끝 연골성형은 100% 자가연골만으로 해결해야 하며, 수술시간의 많은 부분이 할애되고 배려해야 부작용도 줄이고 좀더 완성도 있는 결과가 가능해진다. 코의 피부가 견딜 정도의 높이와 길이 범주 안에서 적극적인 변화를 추구하는 것이 보다 장기적으로 고객을 위한 올바른 방향이라고 할 수 있겠다.

## 콧구멍 높이와 모양의 중요성!

콧구멍의 모양이나 길이 역시 중요한데 콧구멍의 높이가 코끝 높이의 1/2 이상 시원스럽게 높아지면서 함께 개선되는 것이 전체적인 코성형의 완성도에 중요하다고 생각한다. 코를 덮고 있는 피부의 두께나 질감, 피부의 양에 따라 가능한 높이는 정해져 있고 결과도 다를 수밖에 없어서, 아무리 본인이 누구 코와 똑같은 모양으로 원한다고 해도 사실 가능하지도 어울리지도 않을 수 있다.

오똑하고 예쁜 코가 되었다 하더라도 수술한 느낌이 많이 난다면 역시 코성형의 순기능이 반감될 수 있겠다. 본인의 얼굴과 조화롭고 자신의 개성을 살릴 수 있는 코성형이야말로 자연스럽고 예쁜 코성형의 비밀이자 돌이킬 수 없는 강을 건너지 않는 유일한 열쇠이다.

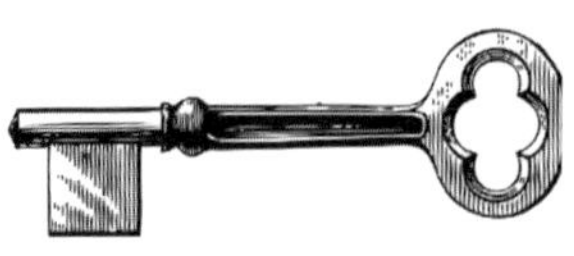

일률적으로 예쁜 코의 가치를 추구할 게 아니라 본인에게 맞는 코, 자신이 원하는 느낌을 줄 수 있는 코를 찾아야 한다. 절대적인 아름다움은 없다. 그 사람에게 어울리는 것이 가장 아름다운 것이다.

전문의로서 코성형에서도 배우게 되는 진리다.

chapter 3

# <코성형 3> 얼굴천재 차은우의 코에 매부리가 없다면

## '얼굴천재'로 불리는 차은우의 매력은?

코로나로 주춤하지만 여전히 K-POP으로 인기 많은 대표 아이돌의 외모는 노래실력과 춤실력과 별개로 많은 여성들의 관심의 대상이다. JYP엔터테인먼트의 2PM의 멤버처럼 남성미를 강조하는 아이돌 그룹도 있지만 많은 아이돌 그룹의 경우 미소년 같은 약간 여성적인 이미지와 깔끔한 외모로 만찢남 같은 마스크가 많은 게 현실이다. 하지만 그들의 성격에 따른 자신감 있는 눈빛과 남성적인 매력포인트도 함께 가지고 있는 마스크는 깔끔한 이미지에 더해 특별한 매력을 발산하는 경우도 있다.

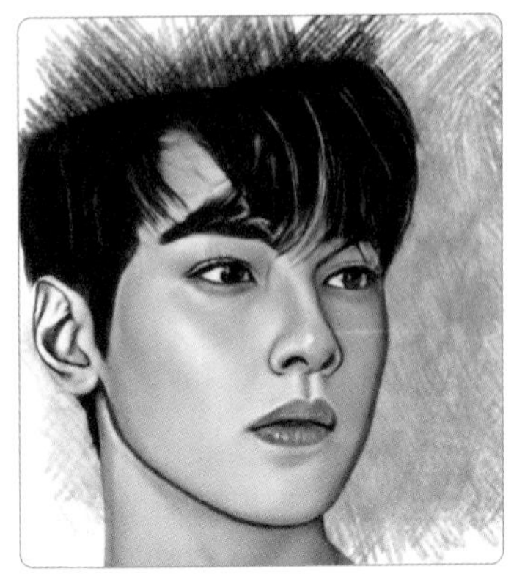

아이돌 출신 연예인을 예로 들어보자. 개성 있는 매부리코가 있기 때문에 미적으로도 덕을 보는 경우도 있는데, '얼굴천재'로 불리는 차은우가 그 대표적인 예다.

'내 아이디는 강남미인'에서 주연으로 나오며 인지도를 높인 그는 아이돌 그룹의 일원이다. 데뷔 전부터 잘생긴 외모로 유명했고 전교 3등에 전교회장까지 할 정도로 엄친아인 것으로 유명하다. 그런데 대부분 남성 아이돌이 여성적인 이미지의 꽃미남들이 대부분인 것에 비해, 차은우는 미소년 같은 깨끗한 이미지와 함께 남성적인 매력 포인트도 함께 공존한다는 평을 받는다.

'자세히 보면 살짝 매부리코 느낌이 있는데… 그게 더 매력적…'

'코 매끈했으면 진짜 더 여성스럽다느니 뭐니 별말 다 들었을 듯…'

그를 언급하는 수많은 덧글들이다. 덧글에서도 보여지듯 차은우의 살짝 있는 매부리코는 '얼굴천재'라는 그의 명성에 조금도 흠이 되지 못한다. 오히려 다양한 매력발산에 도움이 된다고 봐도 되지 않을까?

## 단아하고 수수한 한효주의 매력은?

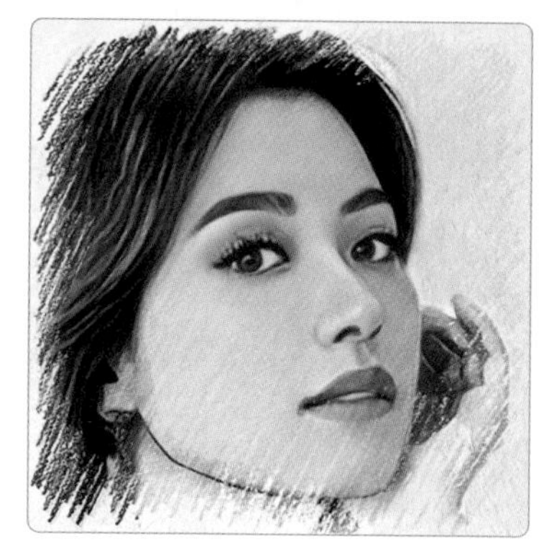

여자라고 예외가 아니다. 단아하고 수수한 이미지의 한효주 역시 정면에서 봤을 때는 심하지 않지만, 옆모습을 보았을 때 콧등이 살짝 튀어나와 있고 코끝이 떨어져 있다. 전지현, 이미연도 마찬가지다.

청순한 이미지도 갖고 있지만 주관과 강단이 있는 강인한 여성 이미지도 갖고 있는 게 그들이 가진 심하지 않은 매부리코의 느낌 때문이라고 한다면 지나친 비약일까?

매부리코는 콧등이 낙타의 등처럼 볼록하게 튀어나온 콧대 모양을 말하기도 하지만, 콧대선이 오목한 버선코와는 반대 개념으로 콧등이 매의 부리처럼 전체적으로 볼록한 느낌이 있는 코를 통칭하는 개념이다.

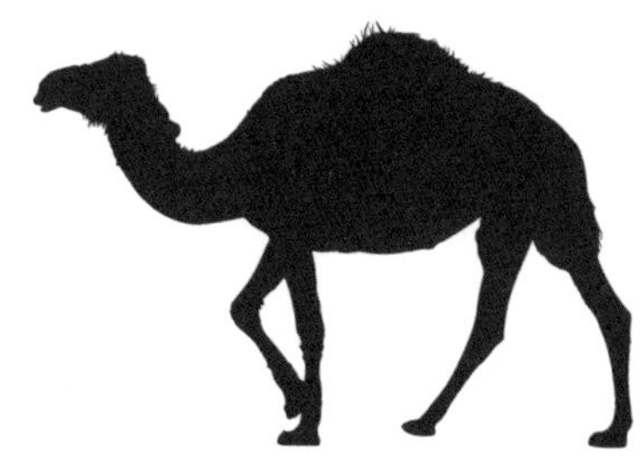

콧등이 살짝 볼록하고 코끝이 아래로 처져 있는 그녀들의 코도 광의의 개념으로는 매부리코라고 할 수 있지만 어느 누구도 그녀들의 코를 옥의 티로 보지 않는다.

많은 사람들은 '여성의 매부리코'에 대한 고정적인 편견이 있다.

'매부리코는 인상이 강해 보이고 콧대가 매끈하지 않아 여성스럽지 못하고, 심지어 못생겨 보여서 교정이 필요하다'고 생각하는 경우도 있다. 아이들이 보는 동화책에 등장하는 마녀는 하나같이 매부리코 할머니로 그려져 있다. 그런 이미지 때문에 매부리코는 못생기고 쎄 보인다는 생각을 더 강하게 하는 건지도 모르겠다.

### 매부리도 매부리 나름이다.

당연한 말이겠지만 매부리도 매부리 나름이다. 심한 정도에 따라 바라보는 관점은 다른데, 심한 매부리코는 물론 교정이 필요할 수 있다. 나이가 들면 중력으로 코끝이 더 떨어지게 되는데 코가 전체적으로 더 길어지면 나이가 더 들어 보이고, 매부리코의 느낌이 강해져서 정도가 심하면 적극적인 교정이 필요할 수 있다.

매부리코 교정을 위한 성형은 튀어나온 콧등을 다듬어 주는 것이 주된 관심사지만 단순히 튀어나온 콧등을 갈아주는 것만으로 끝나서는 해결이 잘 안 된다. 튀어나온 뼈와 연골 경계 부위를 없애서 매끈하게 만든 이후에 마무리를 어떻게 하는지와 상대적으로 낮고, 떨어진 코끝을 콧대보다 살짝 높게 올려 전체적인 윤곽을 교정하는 것이 동시에 이루어져야 하기에 상당히 복잡한 과정을 필요로 한다.

자세한 수술과정은 코성형 4에서 살펴보기로 하자.

chapter 4

# 〈코성형 4〉 매부리코 남자들에게 어떤 매력이 있을까?

## 매부리코가 남성적인 이미지를 준다

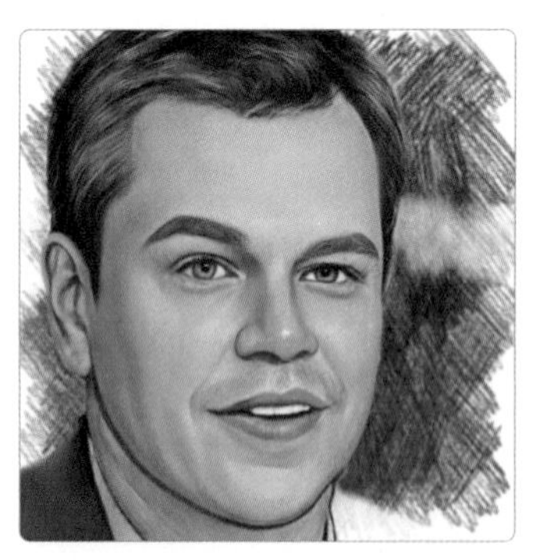

"저런 여자들은 매부리코 남자들에게 매력을 느끼지."

'오션스 13'에서 라이너스 역을 맡았던 맷 데이먼이 애비게일을 유혹하겠다고 나서며 던진 말이다.

매부리코에게 여성들이 매력을 느낀다고 확신하다니… 매부리코가 남성적인 이미지를 주기 때문일까? 인상적인 표현이 아닐 수 없다.

매부리코에 대한 생각은 모두 같지 않겠지만 실제 그 장면에서 비춰진 맷 데이먼의 적당히(?) 심하지 않은 매부리코는 남성미를 느끼게 하기에 충분히 멋진 코였다.

## 매부리코가 오히려 개성 있게 보일 수 있어…

사실 매부리코로 외모 콤플렉스를 느끼는 사람들도 많지만, 오히려 그로 인해 개성을 더 드러내는 사람들도 많다. 유명인들의 예를 들자면 '해리포터'에서 세베루스 스네이프 역을 맡았던 알란 릭맨, 나이 들어서도 멋짐을 뿜어내는 박근형, 신현준 등이 있다.

## 매부리가 있다고 다 같은 매부리가 아니다

코성형 1에서도 언급했지만 매부리코는 개성이란 관점도 중요하지만 심한 정도도 중요하게 고려해 볼 요소가 된다. 매부리코 느낌이 너무 강하면 아무래도 개성이 너무 강한 외모가 되기 쉽고, 또 남성적이고 나이 들어 보이기 때문에 미적인 관점에서도 개선이 필요할 수 있겠다.

튀어나온 매부리는 간단하게 갈아내면 해결될 것 같지만 그렇게 단순하게 해결되기 어려운 경우가 대다수이다.

### 1. 매부리가 있고 코끝이 떨어진 경우

매부리가 있을 때 코끝도 떨어져 있는 경우가 많아서 코끝의 높이와 방향도 위쪽으로 조정해야 할 필요가 있다. 오히려 코끝이 올라가고 높아지면 울퉁불퉁한 콧대 느낌이 더 가중되는 경우가 많기 때문에  매부리는 처음 계획보다 더 줄여야 만족스럽게 될 가능성이 높아진다.

매부리가 충분히 없어진다는 것은 옆모습으로 볼 때는 매끈하게 개선된다고 볼 수도 있지만 정면모습에서는 콧대는 낮아지고 전체적인 콧대 음영이 흐려져 밋밋하게 납작한 느낌이 되기 때문에 추가적으로 보완하는 조치가 필요해진다.

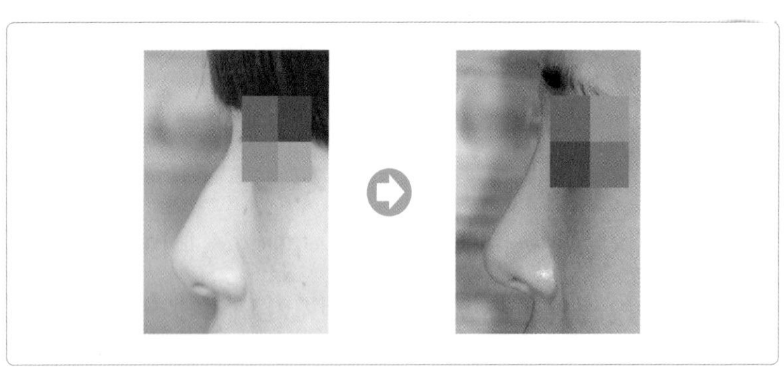

매부리코성형도 본인의 조건에 맞는 방법으로 선택되어져야 한다.

좀 더 각론으로 자세히 알아보자.

## 2. 매부리가 크고 콧대도 높은 경우

콧대가 높고 코뼈가 큰 경우라면 보형물을 굳이 사용할 필요가 없다. 콧대의 높이를 적절히 줄이고 넓게 퍼진 코뼈의 베이스 부분을 절골하여 안으로 모아 좁혀 주는 것만으로도 충분하게 교정이 가능하다.

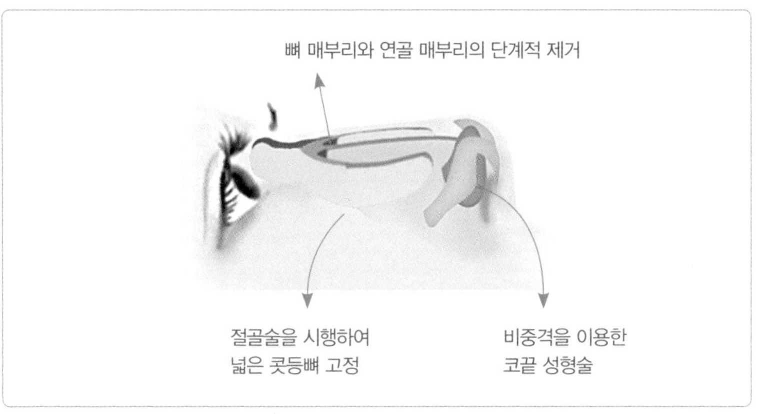


전문의로서 코가 크면서 매부리가 발달한 사람은 원칙적으로 보형물을 넣지 않고 콧등을 매끈하게 마무리하는 게 바람직하다고 생각한다. 이미 충분히 큰 코는 필요한 만큼만 잘 줄이고 보형물 없이 모양을 잘 재건하는 것이 더 합리적이고, 절골한 콧등에는 보형물을 가급적 사용하지 않는 것이 미적으로도 자연스럽고, 부작용도 적다.

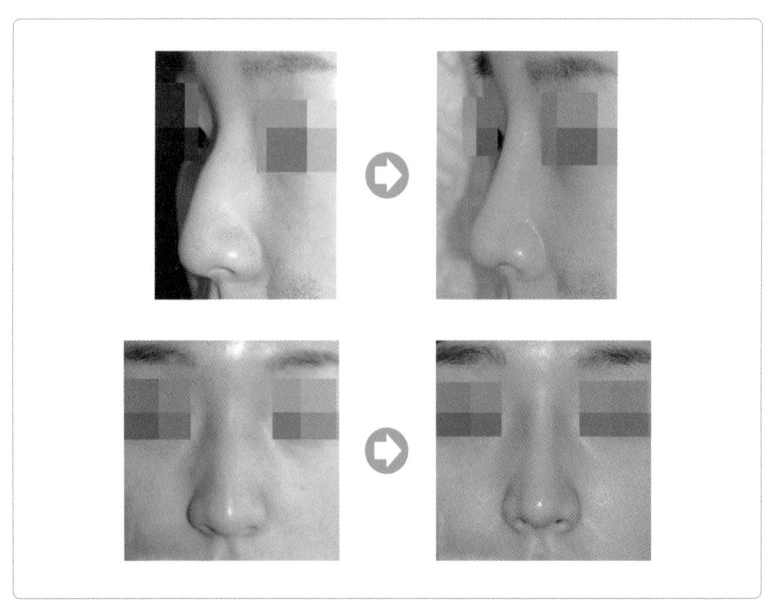

매부리를 필요 이상으로 많이 줄이고 콧대 라인을 위해 다시 보형물을 넣는다는 것. 비일비재하게 일어나는 일이지만 정말 넌센스다.

## 코뼈 절골술에서 중요한 핵심포인트

보형물 없이 넓어져 보이는 콧대를 마무리하기 위해 절골 수술을 하는 경우 핵심 포인트는 코 절골 시 코뼈 전체를 완전히 절골하지 않는 것이다. 코뼈를 완전히 절골해 어긋나 버리게 하지 않고, 절골되는 코뼈의 윗부분에서는 일부 골막이 남아 있고 금만

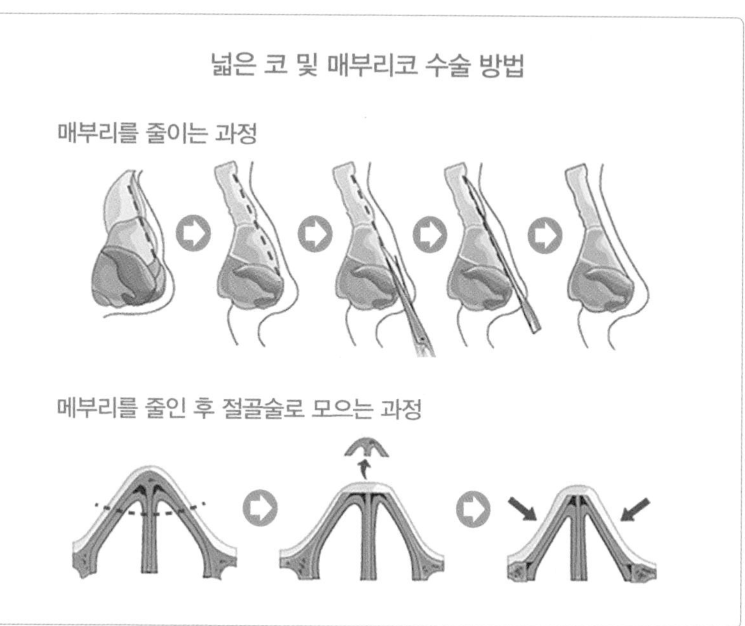


가는 정도로만 절골하는 것(Green Stick Fracture)을 말한다.

이렇게 불완전하게 절골되어 남아 있는 골막조직은 절골된 코뼈가 모아지더라도 지지하는 구조로 작용해 흔들림을 방지할 수 있어서, 모아진 뼈가 아무는 과정에서 과잉으로 흉터살이 생성되는 것을 막아 다시 매부리코가 생성되거나 서서히 변형되는 것을 방지할 수 있게 된다.

즉, 골막이 보존된 불완전 절골술 상태가, 뼈가 덜 움직이게 하니 수술 후 콧대 모양의 변화를 최소로 할 수 있어서 콧대를 매끈하게 할 수 있게 되고 이로 인해 콧대라인에 보형물을 얹혀야 할 필요성이 없어지게 된다.

### 코뼈 절골술에는 보형물이 들어가면 안 되는 이유?

장기적으로 볼 때 코뼈 절골술이 이루어진 콧대에 실리콘 보형물을 넣게 되면 감염증상의 우려가 생기고, 절골된 코뼈를 눌러서 모양이 변형될 수 있는 가능성이 높기에 특별한 경우가 아니라면 동시에 시행하지 않는 것이 좋다.

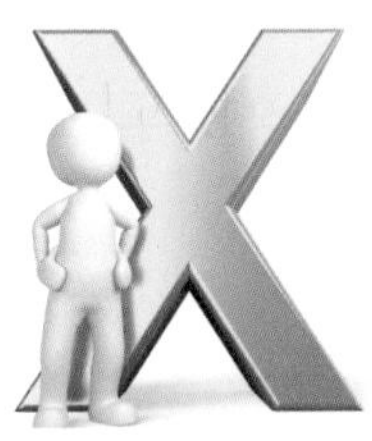

### 3. 콧대 전체가 낮고 매부리가 살짝 있는 경우

만약 콧대 전체가 낮은 상태에서 매부리가 있는 경우라면 매부리를 줄인 후 굳이 절골술로 마무리하지 않고 잘 깎여진 보형물로 콧대선을 마무리하는 것도 좋은 선택이다.

매부리코의 느낌이 전체적으로 개선되고 미적 완성도를 높이기 위해서는 돌출된 부위를 깎아주는 수술도 필요하지만 콧등을 높이고 낮은 코끝을 높이는 코끝 교정술이 동시에 이루어져야 한다. 특히 여성의 경우 코끝이 콧대보다 살짝 높은 게 매력적으로 보일 수 있으므로 코끝 교정술까지 이루어지는 게 바람직하다.

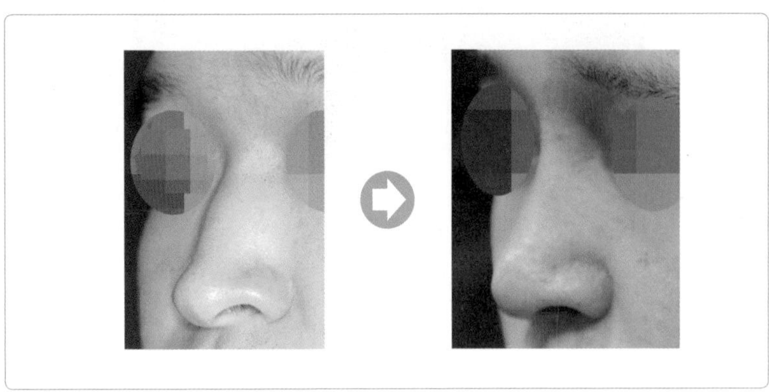

## 코끝 만큼은 자가연골을 사용하는 게 좋아

메드포어나 동종진피나 연골 등 여러 가지 재료가 있지만 중장기적으로 변형이나 흡수가 거의 일어나지 않는 재료는 자가조직 중에서도 자가연골밖에 없기에 수술재료 선택도 꼼꼼히 따져 봐야 한다. 즉 '매부리코 성형'에서 코끝은 자가조직인 연골을 사용하고, 콧대는 보형물과 절골술 중 하나를 메인으로 선택하는 것이 수술의 부작용을 줄이고 완성도를 높이는 핵심포인트이다.

SNS소통도 활발하고 외모가 차지하는 영향력도 커지는 현대사회에서 외모개선에 대한 관심은 지대하다. 예민한 마음도 들 수 있는데, 조급하고 잘못된 판단으로 환상을 갖고 성형수술에 의지하는 경우도 제법 많다.

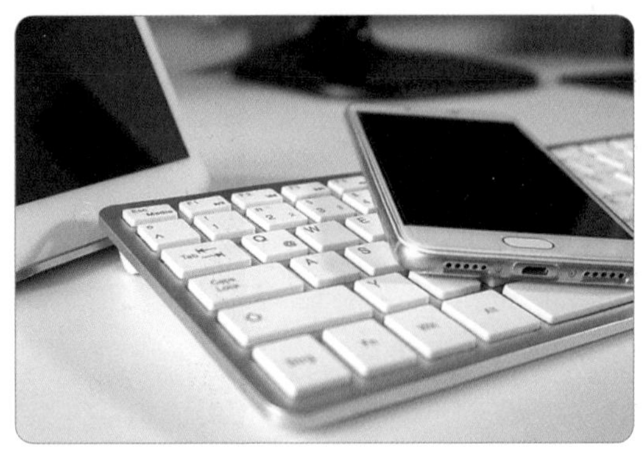

성형외과 전문의로서 우선, '매부리코가 오히려 나의 개성이나 매력에 가산점을 주는 게 아닌가' 충분히 고민해 보라고 조언하고 싶다. 수술 방법이나 추구하는 방향도 다양할 수 있기에 충분히 숙지하는 것도 필요하고 장기적으로 안전한 방향을 고려하고, 자연스러움의 가치를 과소평가하지 않기를 희망해 본다.

chapter 5

# <안면윤곽성형 1> 안젤리나 졸리가 한국인이라면

## 할리우드의 Queen 안젤리나 졸리

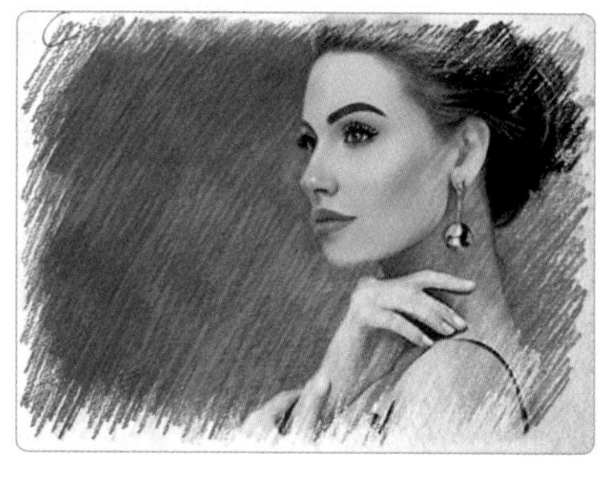

우리나라에서 흔히들 '예쁜 턱라인'하면 슬림한 V라인을 얘기한다. 턱라인이 슬림한 V라인인 경우 얼굴이 작아 보이니 그럴 만도 하다. 하지만 서양이라면 얘기가 좀 다르다. 할리우드에서 '턱라인이 예쁜 연예인'으로 꼽히는 안젤리나 졸리의 경우는 각진 사각턱이다. 물론 앞에서 보면 심하지 않은 사각턱이고 옆에서 볼 때는 L라인인 턱라인이다.

'턱라인이 예쁜 연예인'으로 안젤리나 졸리를 꼽을 만큼, 서양에서는 미의 기준으로 내세우는 것 중 하나가 각진 사각턱이다. 안젤리나 졸리의 각진 턱라인을 아름답다고 생각하는 이유는? 아마도 굳세고 자주적인 캐릭터를 바람직하게 여기는 서양의 문화가 투영된 탓일지도 모른다.

미적 기준은 주관적이고 동서양이 다르다.

## 션샤인보다 눈부신 김태리

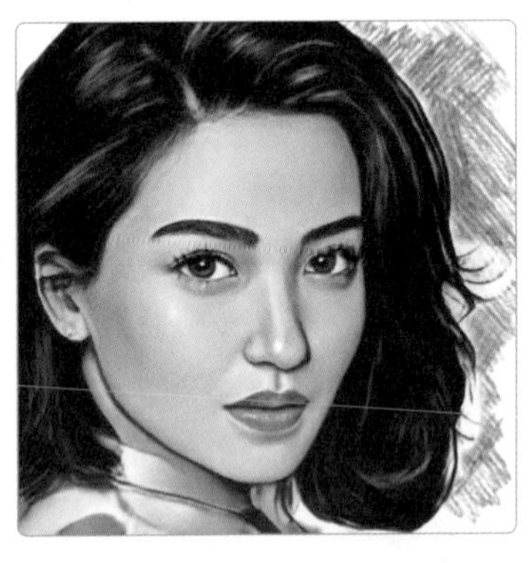

그런데 최근 우리나라에서도 '턱라인이 예쁜 연예인'으로 김태리를 꼽는 사람들이 많다. 영화 '아가씨'를 통해 우리에게 알려지고 '미스터 션샤인' 주인공을 꿰차며 '션샤인보다 눈부신 김태리'라는 찬사를 받았던 김태리. 그녀의 얼굴을 가만히 보자면, 앞에서 본 얼굴형은 둥근 모양으로 느껴지나 옆에서 보면 살짝 각진 턱라인이 매력적이다. 안젤리나 졸리보다는 좀 더 부드러워 보이나 역시 각진 턱라인이다.

"그게 이 정혼을 깨려는 이유요."

'미스터 선샤인' 고애신의 단호한 한마디는 주체적이고 강한 여성의 이미지를 가진 김태리를 통해 뱉어질 때 힘이 더해진다. 턱선이 주는 인상도 무시할 수 없다는 얘기다. 그런 김태리를 보고 있자면 여성스럽고 매끈하고 슬림한 V라인만이 예쁜 턱라인이 아니라는 것을 새삼 느끼게 된다.

약간의 각진 부분이 있어도 예쁘게 느껴지는 이유는? 턱끝에서부터 하악각으로 이어지는 선이 자연스러우면서도 얼굴 전체에서 느껴지는 개성을 살려주기 때문이다.

## 개성 있는 얼굴도 예쁘다

유명인들 중에서도 슬림한 V라인을 위해 사각턱수술이나 양악수술을 한 경우를 종종 볼 수 있다. 대표적인 경우가 개그우먼 강유미와 탤런트 신이다. 턱수술 하나만으로 몰라보게 달라진 그녀들의 모습은 예뻐 보이기도 어색해 보이기도 한다.

공통적으로 느껴지는 것은 예뻐졌지만 '개성이 사라졌다'는 사실이다. 그래서일까? 코믹한 연기로 우리 앞에 등장했던 그녀들을 이제 자주 볼 수 없다는 점이 아이러니하다.

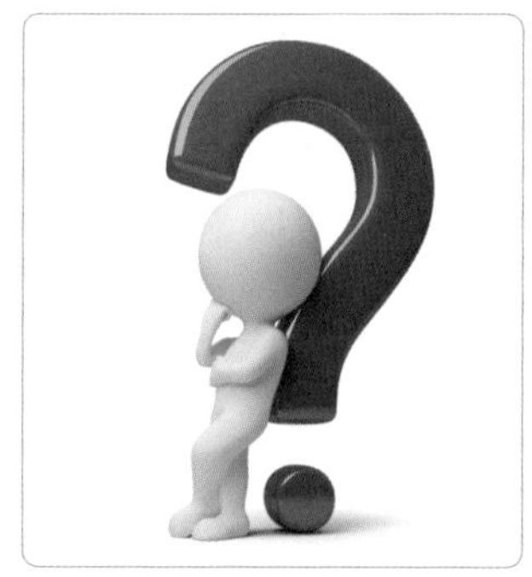

사실 전문의의 입장에서는 아름다움을 위해서라고는 하지만 너무나도 적극적으로 얼굴을 변화시키는 수술은 미적으로도 바람직하지 않을 수도 있다고 생각한다. 특히나 연예인들은 익숙한 개성과 자연스러운 매력이 있는데, 양악수술이나 여러 범위를 터치하는 복합윤곽수술은 객관적으로 예뻐지기는 하지만 개성을 사라지게 하는 주범이 될 수도 있어서 신중할 필요가 있다.

턱선을 깎아낸 V라인의 안젤리나 졸리, 김태리를 상상할 수 있을까? 솔직히 그러고 싶지 않은 마음이 전문의로서도 큰 것이 사실이다.

## 다소 과도하게 이루어지고 있는 미용 양악수술…

양악수술은 원래 치아의 부정교합을 근본적으로 치료하는 데에서 출발한 수술 기법이고 얼굴의 많은 변화를 줄 수 있다는 점에서, 얼굴윤곽 형태에 개선점이 많은 치아 악골변형이 있는 분에게 최선의 선택으로 각광받았던 수술이다. 기술적으로도 가장 난이도가 높은 수술이기도 하다.

치아교정과 수술 기법 등의 발전으로 단순미용 목적으로도 많이 적용되어 한때는 유행처럼 너도나도 하는 수술이기도 하였지만, 큰 수술인 만큼 부작용도 적지 않을 수 있다. 근본적으로 선천적인 얼굴 비대칭이나 부정 교합의 치료 목적으로 하는 매우 큰 수술이므로 신중을 기하는 게 좋다고 생각한다.

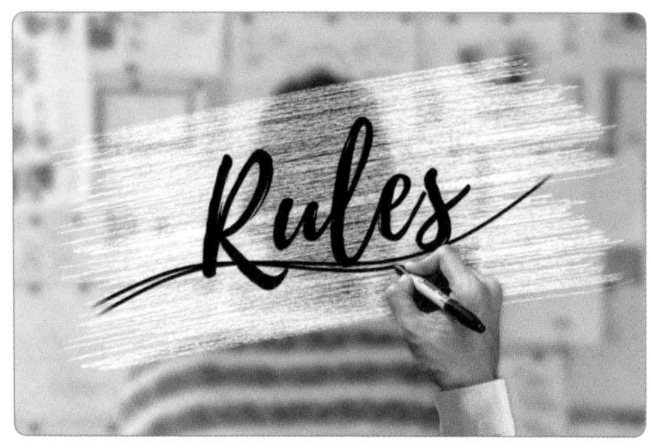


미용적으로 턱의 위치나 모양을 변형시켜 표정근이 달라지게 하는 양악수술이나 복합 안면윤곽수술은 리스크가 있기도 하지만 수술 후 인상이 달라질 수도 있기에 수술적응증을 무엇보다 잘 선별해서 적용하는 것이 필요하다.

chapter 6

# <안면윤곽성형 2> 슬림한 V라인만이 예쁜얼굴 형태일까?

## 매력적인 얼굴을 가진 배우 '한소희'

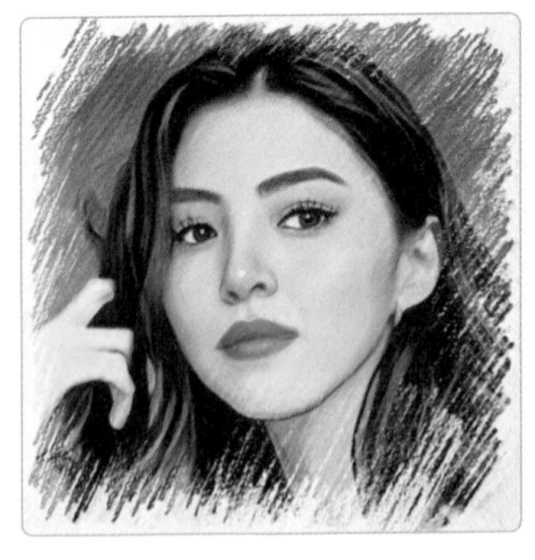

특이한 얼굴형이 매력 있어 보이는 여자 연예인으로는 요즘 유명해진 배우 '한소희'가 있다. 화제작 '부부의 세계'에서 김희애에게도 밀리지 않는 존재감을 보여 준 그녀 역시 흔하지 않은 얼굴형이다.

옆모습에서 약간 각져 보이는 턱라인은 슬림하면서 샤프해 보여, 극 중 여다경의 세련된 이미지와 너무도 잘 어울린다.

개인적으로는 그녀의 샤프한 이미지를 돋보이게 하는 건 도도한 눈빛이라고 생각을 하지만, 그녀의 얼굴형이 둥글게 부드러운 계란형이었다면 여다경다웠을까? 세련되고 도도해 보이는 이미지 덕분에 최근 유명 화장품 로레알 파리 공식 모델로까지 발탁된 한소희. 그녀를 보며 이제 개성 있는 미인들이 주목받는 시대가 왔다는 걸 실감하게 된다.

하지만 이러한 개성시대에도 슬림한 V라인으로, 얼굴을 작게 보이고 싶은 욕망은 줄어들지 않는 듯하다. 요즘에는 하악이 약간 작아 보여야 예쁘게 보이는 시대다.

Q. 안면윤곽성형을 하려는 이유?

**얼굴선이 울퉁불퉁해 보이지 않고, 턱선이 작고 갸름해지고 싶기 때문이다.**

이것이 동안을 위한 성형의 핵심가치이며, 동안처럼 보이는 셀카 각도가 있는 것도 같은 이유라 말할 수 있다. 이에 더하여 자연스러운 결과도 중요하기 때문에 성형기술도 함께 발전할 수밖에 없다.

여기서 먼저 알아야 할 사실은, 비슷해 보일지라도 사실 양악수술은 수술의 무게감에 있어서 안면윤곽수술보다는 훨씬 큰 수술이라는 사실이다. 만약 치아교정과 함께 얼굴윤곽선의 개선을 함께 고민한다면 양악수술인지 윤곽수술인지 자가 진단만 하지 말고 먼저 유능한 치아교정과 선생님이 계신 병원에서 진단을 받아보는 것이 좋다.

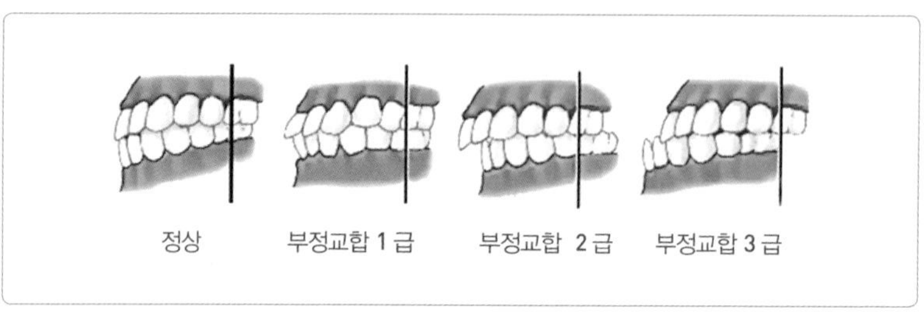


## 양악수술이냐? 윤곽수술이냐?

양악수술은 효과도 크지만 매우 큰 수술이고, 적응증도 명확한 편인 만큼, 윤곽수술의 상위 개념의 수술로서 먼저 필요 여부를 판단해야 한다. 윤곽수술을 먼저 하게 되면 경우에 따라 양악수술이 불가능하거나 이후 치료계획이 잘못될 수도 있기 때문이다.

만약 치아문제가 크지 않거나 치아교정에 대한 계획이 없고, 변화도 예상되지 않는 상태라면, 윤곽성형을 적극 고려하는 것은 미적 개선면에서도 충분히 좋은 선택이 될 수 있다.

### 얼굴 윤곽 성형수술의 원칙

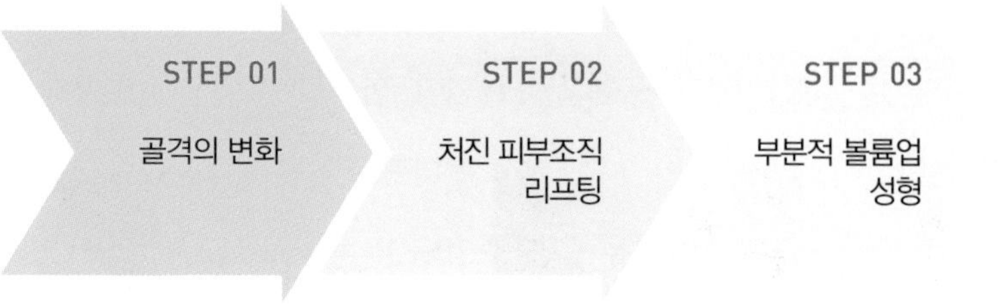

STEP 01 골격의 변화 → STEP 02 처진 피부조직 리프팅 → STEP 03 부분적 볼륨업 성형

성형수술은 성격상 순서가 있다. 윤곽성형–〉 리프팅–〉 볼륨 이런 순서가 적절한 만큼, 만약 여러 성형수술을 고민하고 윤곽성형도 고려한다면, 한 살이라도 젊은 나이에 윤곽성형을 다른 수술보다 먼저 고려하는 것이 좋다. 볼 처짐 같은 부작용 문제나 이후의 수술 플랜에 있어서 좀 더 자유로워지기 때문이다.

개인적인 견해로 윤곽성형 중에서 턱뼈의 두께를 줄여주면서 턱 라인을 앞쪽까지 부드럽게 줄여 주는 '사각턱 축소술'이 자연스럽고, 미적으로도 효과적이라고 생각한다. 여기서 핵심은 하관을 절대 과하게 깎아내지 않아야 한다는 사실이다.

## 사각턱 축소술의 핵심포인트

사각턱 축소 수술은 인위적으로 턱선을 깎아내는 수술이 아니다. 두꺼운 뼈로 인해 하관이 넓어 보이는 경우 턱의 폭을 줄여 주는 '피질골 절제술'이 메인이다.

**골격의 변화가 필요하다면? 〈사각턱 축소 성형〉**

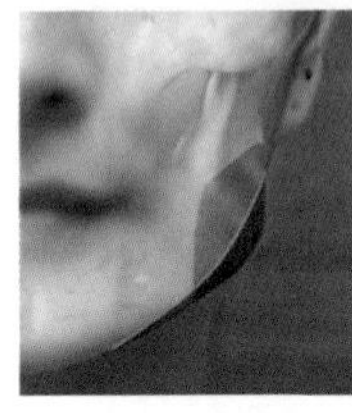

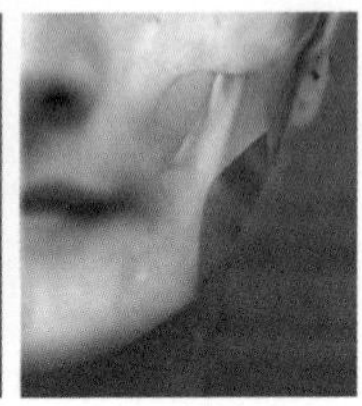

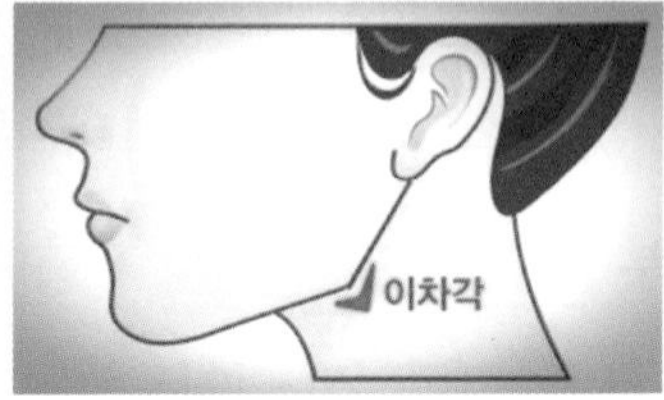


- 정면에서 얼굴이 작아져 보이는 효과를 중요시한다.
- 하악 각이 사라지는 직선 모양의 턱선이 아니라 부드러운 커브로 얼굴선이 만들어진다.
- 도드라지지 않는 절제된 턱선으로 수술한 느낌이 매우 적다.

사각턱 축소술로 자연스러운 턱선을 만들고 싶다면, 턱뼈의 두께는 충분히 줄이더라도 턱 라인은 과하지 않게 줄여 주어 정면 모습이 갸름해 보이면서도 턱선을 지나치게 깎은 인위적인 느낌을 주지 않아야 한다. 하관을 과하게 깎는 경우, 자칫하면 턱의 중간 부분에 2차각을 만들어 어딘지 어색하고 앞으로 쏠린 모양이 될 수 있다. 그러므로 턱 라인을 크게 훼손하지 않으면서 두께를 얇게 하고 얼굴을 작아지게 하는 방향으로 수술이 이루어지는 것이 바람직하다.

앞턱이 크고, 턱끝이 뭉뚝하거나 무턱이면서 턱끝이 작아서 이중턱선이 생기는 경우에는 턱끝 윤곽성형을 함께 고려하는 것도 좋다. 턱끝 윤곽성형은 턱선의 전체적인 완성도 면에서 시너지가 되기 때문이다. 자연스러운 라인과 자신의 개성을 살려주는 성형, 턱수술에서도 예외가 아니다.

### 무턱 성형이 효과적인 경우

- 외형상 턱이 작고 후퇴되어 보이는 경우
- 턱끝 근육이 뭉쳐 찌글찌글해져 있는 경우
- 턱선이 흐릿하고 이중턱처럼 턱 아래에 살이 많아 보이는 경우

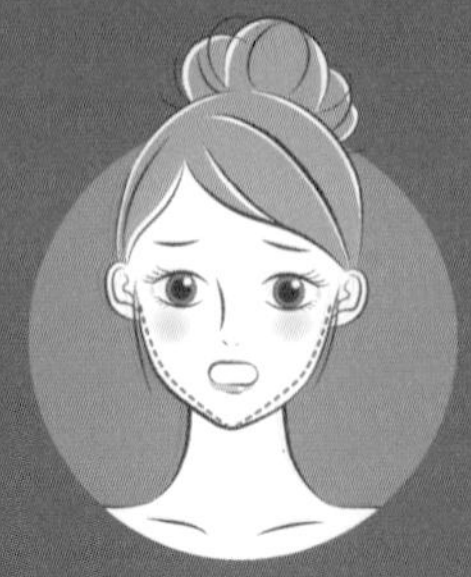

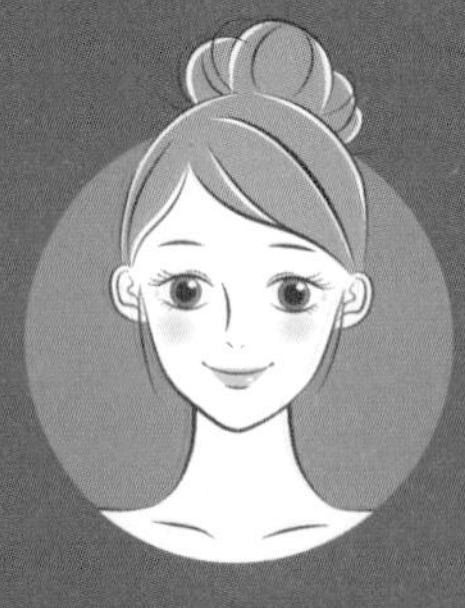

part 4

# 가슴성형, 지방성형, 피부관리편

# 피부와 몸매 라인은 여자의 자존심이다

chapter 1

## <가슴성형 1> 김유정 · 신세경
# 그녀들이 성숙해 보일 때

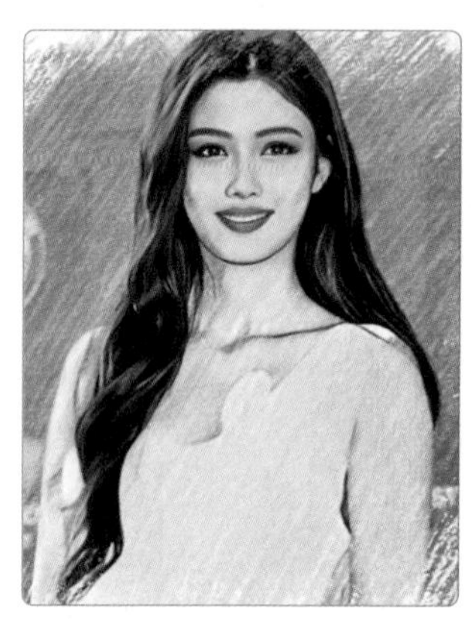

'친절한 금자씨', '각설탕', '해운대', '궁' 등 수많은 영화들에서 귀여운 모습의 아역배우로 종횡 무진하던 '김유정'이 새로운 모습으로 다가온 건 최근이다.

어느 날 그녀의 이름 앞에 '성숙해진 모습으로 돌아온'이란 수식어가 붙게 되고, 그런 내용의 기사나 SNS 글에 등장하는 사진 속 그녀의 모습에서 유독 눈에 띄는 건 가슴이다. 실제 요즘 SNS에서는 "의외의 가슴! 김유정 훌륭하게 크는 중"이라는 글과 함께 풍만한 가슴의 김유정 모습이 핫하게 떠돌고 있다.

어린 소녀가 어느 날 갑자기 여성으로 보이는 것도, 차갑고 이지적인 얼굴의 여성이 섹시하게 보이는 것도 그녀들의 가슴 때문인 경우가 많다. "어렸을 때부터 가슴이 큰 게 컴플렉스였다"고 고백한 '신세경'. 사람들이 그녀의 풍만한 가슴에 주목하면서 그녀는 세련된 차도녀 이미지를 뛰어넘어 단숨에 여성들이 부러워하는 대표 베이글녀로 등극했다.

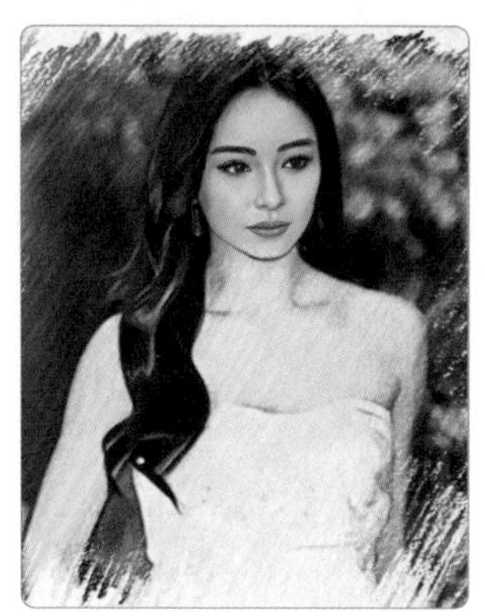

## '연예계에서 예쁜 가슴으로 알려진 배우들'

최근 백상예술대상 시상식에서, 몸의 굴곡이 그대로 드러나는 밀착된 슬립 드레스를 입고 나와 섹시한 가슴과 글래머러스한 몸매가 부각되었던 '손예진'. 그녀 역시 그날의 드레스 하나만으로 청순 이미지 대신 섹시한 이미지를 어필할 수 있었다.

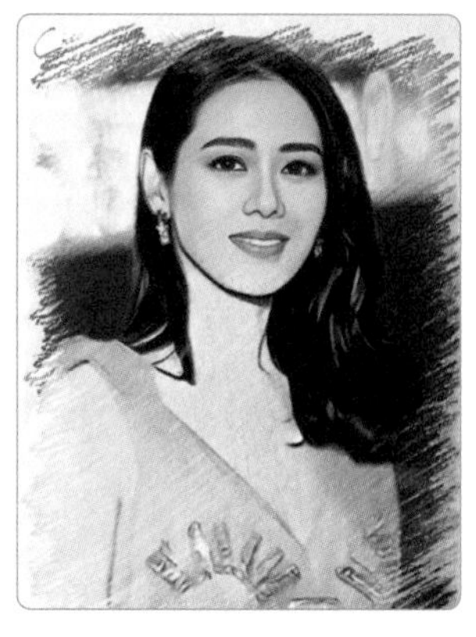

장안의 화제였던 '부부의 세계' '김희애' 역시 하얀 가운을 벗어 버리고, 남편 친구와의 불륜 현장에서 보여 주는 것은 가슴골이 파

인 모습이었다. 가슴을 드러낸 그 모습 하나만으로 그녀는 섹시한 팜므파탈로 변신한다.

얼굴은 귀여운 동안이나 가슴은 풍만하고 싶은 여성들, 혹은 속옷 '비너스' 모델의 '이하늬'처럼 적당히 크고 탄력 있어 보이는 가슴을 로망하는 현대의 여성들은 엄마 시대의 여성들처럼 가슴성형을 두려워하지 않는다. 물론 '이효리'처럼 자연 가슴임을 인정하지는 못하더라도 최대한 자연 가슴처럼 보이길 원한다. 그렇다면 밀로의 비너스처럼 자연스러운 모양에 풍만함과 탄력이 조화를 이룬 가슴성형은 어떻게 가능한 걸까?

## 가슴성형은 동서양의 차이가 있다

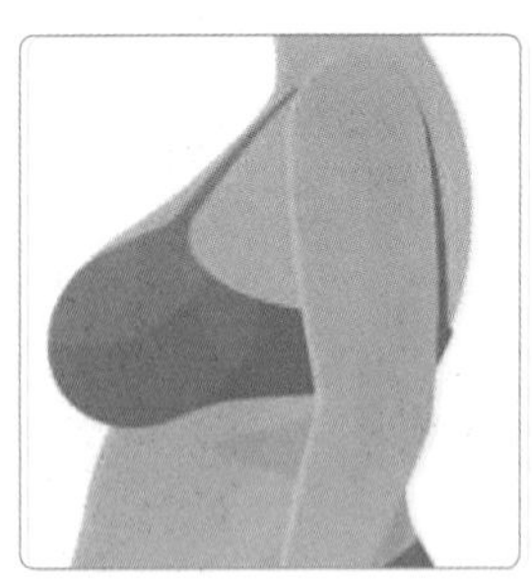

동양의 경우에는 원래 작은 가슴을 크게 하는 성형이 대부분이지만, 서양은 원래 큰 가슴을 가진 사람들이 출산 후 볼륨이 감소하고 살짝 처진 느낌을 개선하기 위해 가슴성형을 하는 경우가 많다.

즉 모양 개선을 위함인데 동양인도 체형이 발달하면서 서양인의 접근법에 따라가는 경우가 많다. 수술법도 약간은 다를 수밖에 없는데, 가슴밑선을 선호하는 서양인과 달리 동양인은 흉터문제 때문에 가슴밑선 접근이 많아졌어도 여전히 겨드랑이 접근을 더 선호하기도 한다.

가슴 성형 시 보형물 삽입을 위한 절개선 위치

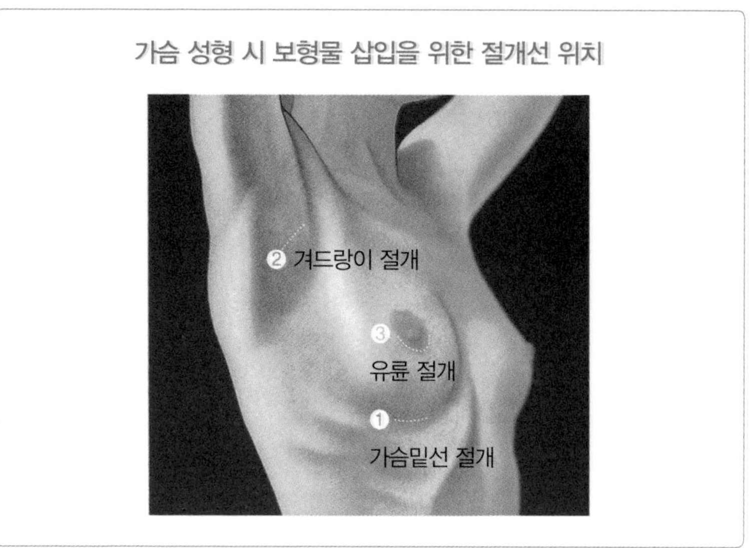


## 코헤시브젤(코젤) 가슴보형물이란?

가슴보형물로 요즘에는 코헤시브젤(코젤) 타입의 보형물이 주로 사용되는데, 예전에 가슴성형 보형물로 많이 쓰이던 식염수 팩보다 여러 면에서 진보된 보형물로, 실리콘 쉘 안에 생리식염수가 아닌 겔 타입의 실리콘 젤이 채워져 있다.

우선 촉감면에서 획기적인 개선이 있게 되고, 터지더라도 서로 엉겨 붙어 있는 실리콘 젤(코헤시브젤)이 흘러내리지 않고 형태를 유지하기 때문에 보형물 제거가 용이하고, 유방암 등의 위험도 적은 안전한 보형물로 평가되고 있다.

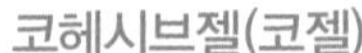

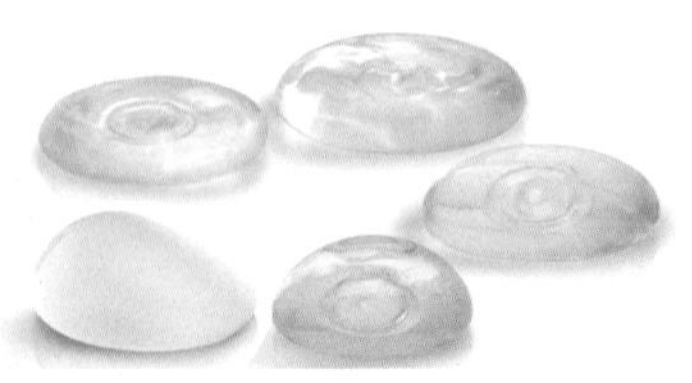

코젤백은 생리식염수백보다 자연스러운 가슴성형은 보형물의 재질과 모양에 따라 달라지는데, 과거에는 생리식염수를 이용한 보형물을 주로 사용했지만 최근에는 '코헤시브젤'이라는 성분의 보형물이 대부분이다. 촉감과 사이즈와 모양이 다양하다.

## 코헤시브젤(코젤)의 두 가지 타입

코젤은 '스무스타입'과 '텍스쳐타입'의 두 가지 형태가 있는데 그 특징은 다음과 같다.

스무스타입(Smooth type)

표면이 매끈한 타입으로 실리콘 쉘이 얇고 유연해서, 수술 후 촉감이 매우 좋고 수술 후 맛사지가 편하다는 장점이 있는 반면에 보형물이 자리 잡을 포켓을 넓게 수술하는 방식이라 수술 시간이 더 소요되고, 내시경이 필요한 경우가 많다.

텍스쳐타입(Taxture type)

수술 후 구형구축이 덜 생기게 하기 위해 실리콘 쉘의 표면을 처리한 제품이라 포켓을 작게 할 수 있어서 가슴밑선으로 접근한다면 수술시간이 짧아지고, 가슴 마사지가 필요 없다는 장점이 있지만 상대적으로 촉감 면에서는 불리하고, 맛사지 자체가 어려워 구축이 발생되어 진행되어도 대응하기 어렵다는 단점이 있다.

코젤백의 두 가지 타입

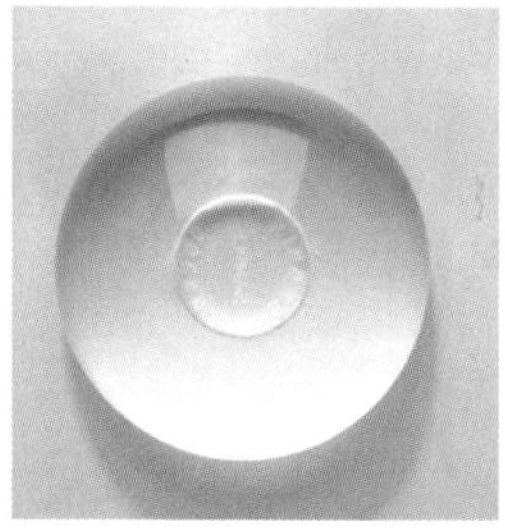

**스무스(smooth)타입**

- 표면이 매끄럽고 부드러워 촉감이 자연스러움
- 절개를 최소화하기 때문에 흉터 역시 최소화할 수 있음

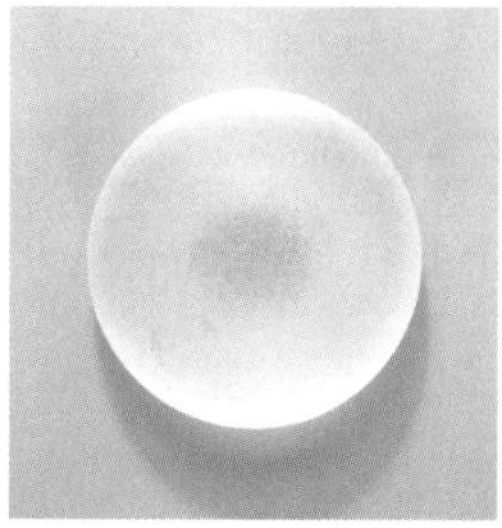

**텍스쳐(taxture)타입**

- 표면이 거칠지만 고정이 되어 구형구축의 현상이 적음
- 가슴 모양의 변형이 거의 없음

보형물의 특성상 텍스쳐타입은 가슴밑선 절개, 스무스타입은 겨드랑이 접근으로 많이 하게 되지만 술자의 선호도도 있어서 꼭 정해진 것은 아니다.

## 보형물의 위험성

최근에는 특정 몇몇 회사의 텍스쳐타입의 보형물이 문제가 있다고 보고되고 있는데, 쉘을 만드는 과정에서 안전에 저해되는 물질을 사용했다고 알려지기도 하고, 또 다른 회사제품은 쉘의 표면 특성상 발암 유발가능성을 지닌 암 전단계 세포의 생성을 유발한다는 보고가 있어서 큰 이슈가 되고 있다.

보형물을 이용한 수술에서 최우선으로 중요한 안전에 대한 걱정이 많아지는 이유로, 수술방식과 상관없이 최근에는 점점 스무스타입으로 보형물을 선택하는 추세다.

수술 방법에 대한 정보와 잘못 알려진 상식 등에 대한 내용은 가슴성형 2에서 자세히 논해 보고자 한다.

chapter 2

# 《가슴성형 2》 물방울 모양의 가슴성형 어떻게 가능할까?

### '신이 빚은 예술품'이라는 여성들의 가슴은 여성성의 상징

소녀가 여성으로 성숙해질 때, 여성만의 매력을 드러낼 때 가장 먼저 주목되는 건 가슴이다. 그래서 남자들이 단단한 근육을 로망으로 하는 것과 마찬가지로 여성들에게는 아름다운 가슴이 로망이다. 여자 연예인들 중 풍만한 가슴을 가진 '김혜수', '이효리', '박시연' 등이 여성들의 선망의 대상인 건 아름다운 가슴을 가진 매력적인 여성으로 보이고 싶은 여성들의 로망이 투영되어서인지도 모르겠다.

사실 가슴확대 성형은 리스크가 높은 성형수술이다. 성형 보형물 중에서 가장 큰 보형물을 사용해야 하고 가슴절개선이나 구축도 신경을 써야 하기 때문이다. 따라서 최선의 결과를 고려한 수술 방법을 선택하려는 노력이 필요하다.

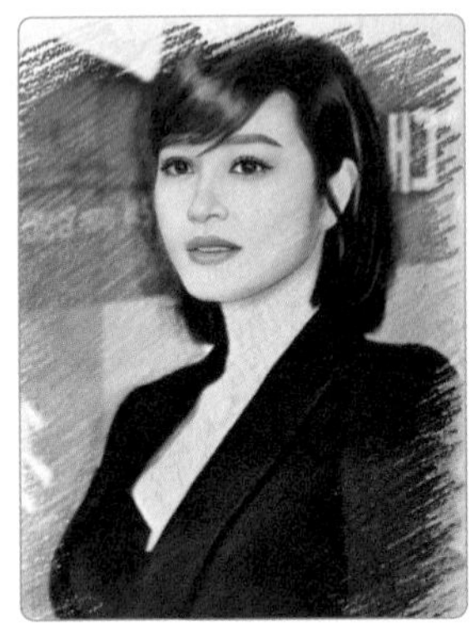
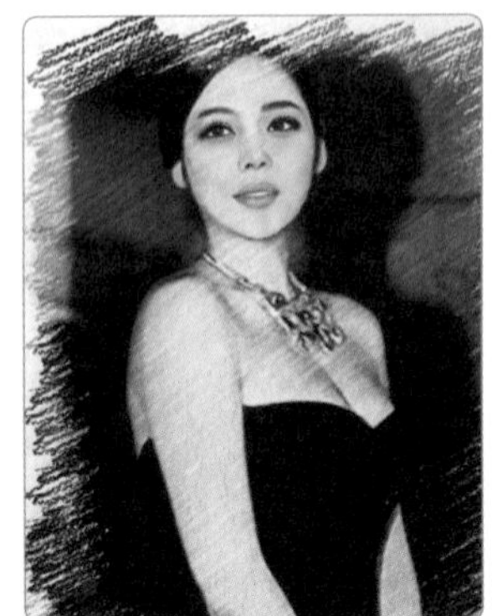

가슴성형은 수술 방법에 따라 절개부위가 다르다. 겨드랑이 절개법, 유륜절개법, 가슴밑선 절개법이 있는데 수술 전 가슴상태나 체형 그리고 선택되어진 보형물의 특성과 수술하는 사람의 선호도에 따라 정해지는 경우가 많다. 어떤 접근이 나은지보다는 술자의 숙련도도 주요 변수가 되기 때문에 장단점을 잘 인지하고 종합적으로 판단하는 것이 좋다고 생각된다.

## 가슴성형은 수술 방법 자체보다 술자의 선호도와 숙련도가 더 중요

가슴수술 방법은 크게 두 가지로 나뉜다고 보면 되는데, 최근에 보형물 제조상의 문제가 이슈가 되서 많이 주춤하긴 하지만, 가슴밑선 접근을 통한 '텍스쳐'타입(Texture type)의 보형물을 사용하는 방식과 겨드랑이 접근을 통한 '스무스'타입(Smooth type)의 보형물을 사용하는 방식이다.

겨드랑이 접근은 수술 방법에 따라 다시 근막하삽입술(Sub-fascial plane), 이중평면삽입술(Dual plane)로 나뉜다.

'가슴성형은 술자의 선호도와 숙련도가 가장 중요하다'는 관점에서 편하게 얘기하자면, 개인적으로는 '동양 여성의 경우 가슴밑선 흉터에 대한 부담감이 크다'는 생각으로 겨드랑이 절개를 통한 **'근막하삽입술'**을 더 선호하는 편이다. 이 수술법의 완성도를 잘 살린다면 구축이나 촉감 면에서도 매우 좋은 선택이라고 생각된다.

### 김원장이 생각하는 이상적인 가슴 확대 수술법

❶ 겨드랑이를 통한 근막하삽입술 (라운드/스무스타입)

❷ 가슴밑선을 통한 이중 평면 삽입술 (텍스쳐타입)

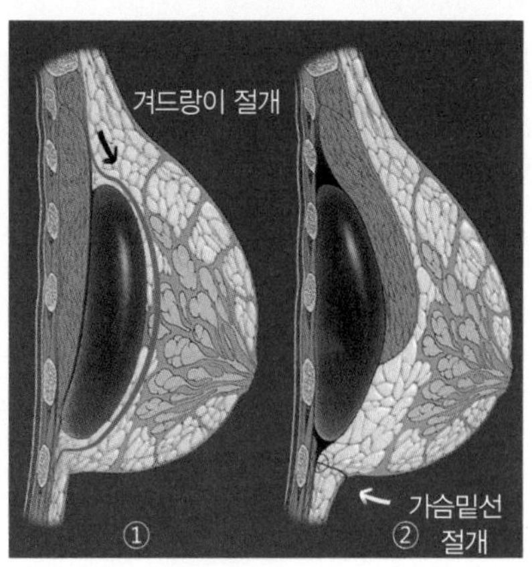

물방울 모양의 가슴을 선호하는 대중의 생각에 부합해서, 보형물의 옆모습이 물방울처럼 생긴 '물방울 보형물'이 한때 크게 유행한 적이 있지만 사실 의학적으로는 물방울 보형물과 구현되는 가슴 모양과 상관관계가 일치하지 않아, 앞뒤가 안 맞는 넌센스다.

## 동양인의 가슴에 물방울 모양의 보형물이 과연 적합할까?

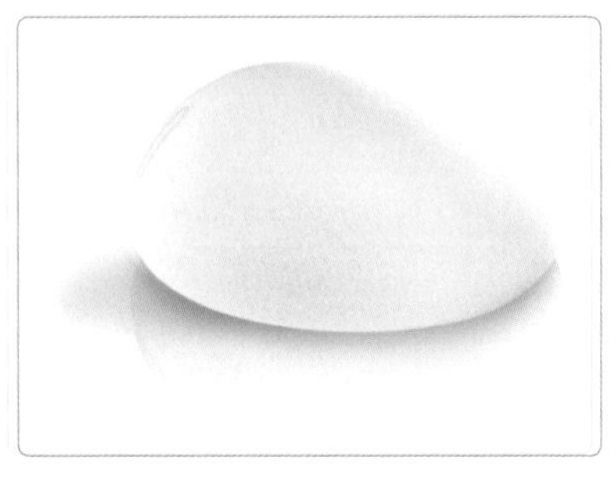

한국 여성의 가슴은 나이가 들면서 볼륨이 감소하면서 약간 처짐 증상과 함께 윗가슴 볼륨이 상대적으로 더 부족하게 되는데, 물방울 보형물은 이를 교정하는 효과가 오히려 부족하기 때문이다. 오히려 라운드타입의 보형물이 동양인에게 더 적합한 경우가 많다.

## 물방울 모양의 보형물이 물방울 모양의 가슴을 만드는 것은 아니다

사실 물방울 모양의 가슴은 원래의 가슴밑선 하방까지 충분한 수술포켓을 확보해서 유두 아래쪽 볼륨을 풍성하게 하고 윗가슴은 자연스럽게 올라가야 선이 나오게 되는데 마치 물방울 모양의 보형물을 쓰면 해결되는 것처럼 호소하는 것은 매우 잘못된 표현이라고 할 수 있다.

또 물방울 보형물은 모양 형태를 유지하기 위해서 실리콘 쉘을 약간 두껍고 하드하게 제작될 수밖에 없어서 촉감 면에서 불리하고 텍스쳐로 만들어질 수밖에 없는데, 최근에는 텍스쳐타입 보형물의 안전에 대한 이슈까지 있어서 장기적으로 볼 때 물방울 모양의 텍스쳐 보형물이 한국인에게 장점이 많은 보형물로만 보기는 어렵다고 생각된다.

**'가슴밑선 접근법이 대세'이지만 여전히 겨드랑이 절개선을 선호하는 사람도 꽤 있어…**

라운드 모양이나 물방물 모양의 텍스쳐 보형물을 사용하는 수술법은 포켓 사이즈를 필요한 만큼만 적절하게 확보해 주는 것이 중요한데, 이럴 때는 가슴밑선 접근법이 훨씬 유리하다. 절개선 흉터의 최종 위치와 퀄리티만 잘 신경 써 준다면, 가슴밑선 접근법은 수술시간이 매우 짧고, 출혈에 대한 컨트롤이 좋아서 매우 효율이 좋은, 많이 선호되는 방식이다.

물방울 보형물은 보형물이 회전해서 움직이면 안 되기 때문에 가슴밑선 접근으로만 하게 되고, 맛사지도 필요 없어서 비교적 젊고 탄력 있는 가슴을 가진 여성이 좀 더 나은 볼륨을 원할 때 나은 선택이 될 수 있다고 생각된다.

## 텍스쳐타입의 보형물은 점차 조심스러워 하는 추세

'근막하삽입술'은 겨드랑이 절개선을 통해 근육을 덮고 있는 얇고 질긴 근막과 근육조직 사이의 숨은 공간을 확보해 보형물을 삽입하는 '또 다른' 방법이다. 근막 밑에 삽입하는 이유는 근육 밖에 보형물이 위치할 때 모양이 예쁜 장점을 얻지만, 단점인 유선조직의 세균과의 접촉을 확실하게 차단하기 위함이다.

근막하삽입법의 장점
근막
대흉근
보형물
☑ 근막 손상없이 절제를 해서 출혈이 적고 빠른 회복
☑ 얇고 튼튼한 근막의 특성으로 누웠을 때, 공기밥 모양이 아닌 퍼져 보이는 자연스러움
☑ 내 가슴 같은 부드러운 촉감과 자연스러운 움직임

근육과 근막 사이의 공간을 확보하는 것은 '박리자체가 매우 쉽지 않은' 섬세한 과정이 필요하지만, 물방울 모양의 가슴을 위해

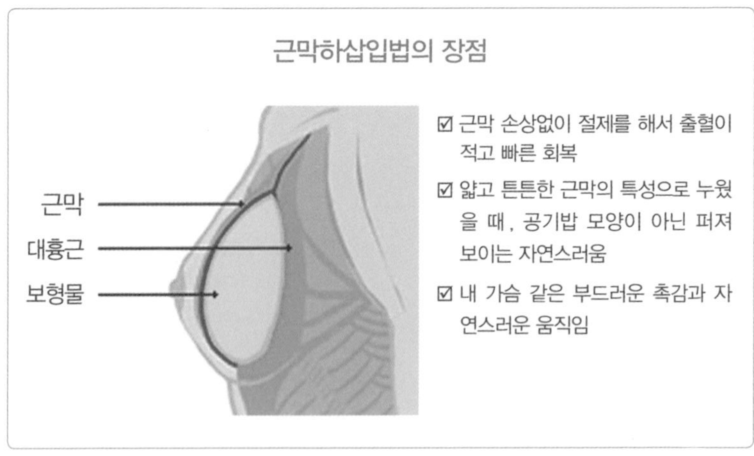

필요한 새로운 가슴밑선을 아래까지 충분하게 만들기는 오히려 쉽고, 출혈도 적은 편이어서 보형물을 안치해 풍만하고 예쁜 가슴 모양을 만들기가 더 수월하다.

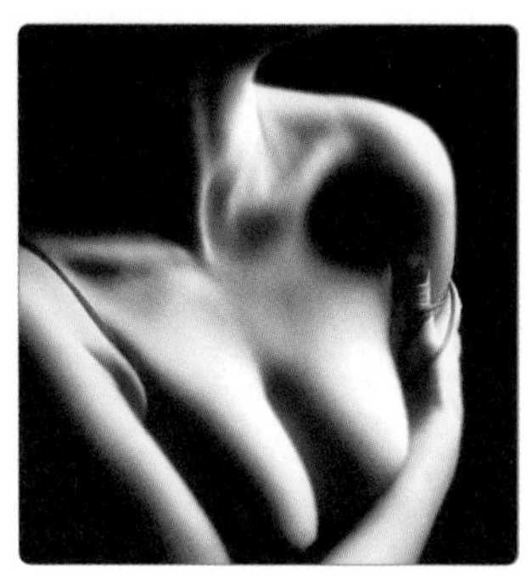

또 다른 장점으로는 일반적인 근육하삽입술(이중평면 삽입술)과 달리 가슴 근육을 컷팅하는 과정이 없어서 출혈이 적고 회복도 빠른 편이다. 얇고 튼튼한 근막 밑의 넓은 포켓 안에 보형물이 위치해, 누워 있을 때 가슴 조직과 함께 부드럽게 움직여서 자연스러운 느낌을 주는 것도 큰 장점이다.

## 겨드랑이 접근의 '근막하삽입술'은 의사의 숙련도가 필요한 수술방식

개인적인 시술경험으로 보면 근막하삽입술은 숙련도가 필요한 매우 까다로운 수술법이다. 일단 근막만 박리하는 것 자체가 어렵고 양손을 사용해서 박리해야 해서, 수술 시야 확보 면에서 지속적으로 내시경을 이용하기에도 불편하고 내시경을 보면서 한손으로 박리하는 데도 어려움이 있기 때문이다.

실제 수술 시 정확한 근막하 공간을 확보하기 위해 내시경에 완전히 의존하기보다 근막과 근육을 직접 눈으로 관찰하면서 상당한 범위의 박리 수술을 진행하기 때문에 수술시야 확보나 자세가 힘들어서 다른 수술법보다 훨씬 더 섬세함과 꼼꼼함, 인내심을 필요로 한다.

하지만 안전하게 충분히 확보된 포켓으로 인해 가슴 모양의 결과가 자연스러움은 물론이고 안정성과 통증, 맛사지의 편리함 등등 고객들의 만족도가 매우 높은 편이다.

이번 칼럼은 이런 수술법도 있다는 것을 소개하는 의미도 있다.

## 가슴수술의 바람직한 방향

최근에는 식생활의 영향인지 우리나라에서도 가슴이 작지 않아도 모양개선을 위한 적극적인 가슴성형이 많아지는 추세이고, 가슴확대뿐만 아니라 처진 가슴성형이나 유방축소술을 원하는 경우도 있다. 물론 가슴축소성형은 가슴확대성형과는 다른 좀 더 복잡한 수술이기에 이번 주제를 벗어난다.

모든 성형수술이 그렇듯이 가슴성형 역시 충분한 정보습득과 상담을 통해 자신의 상태나 안전을 고려해서 적절한 수술 방법을 선택하는 것이 좋다. 다른 성형수술에 비해 비교적 난이도가 높은 가슴성형은 그래서 충분히 숙련된 전문의를 선택하는 것이 중요하다.

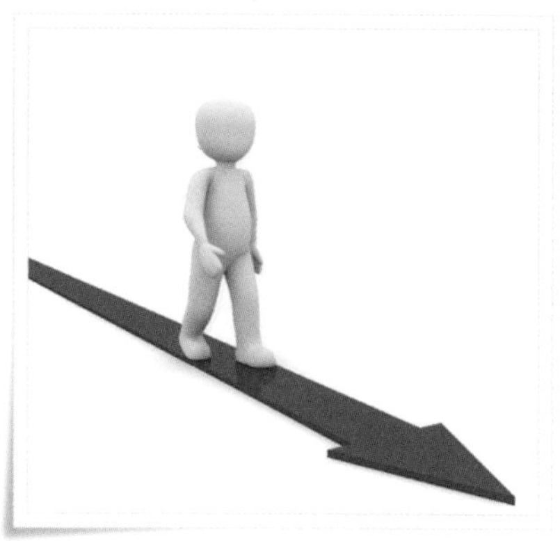

좁고 가파르고 험한 길을 무수히 오르고 올라 정상에 도달하듯, 아름다움을 만들어가는 일을 사랑하고 자부심을 느끼는 성형전문의라면, 서두에서도 얘기했지만 수술을 맡은 원장의 숙련된 선택 방법을 믿고 맡기는 게 오히려 현명한 선택일 수 있다.

chapter 3

# <지방성형 1> 패자부활전? 자기관리에는 지방흡입만 한 게 없다

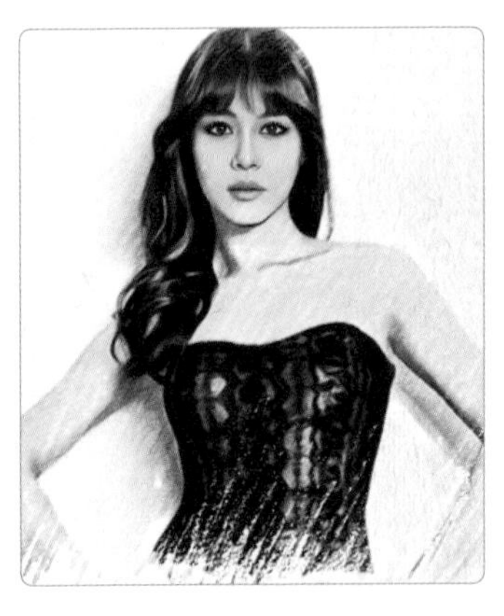

카카오TV 오리지널 '톡이나 할까'에 출연한 '옥주현'은 옛 핑클 활동 시절, 다른 멤버들과 다른 후덕한 얼굴로 "이유없이 욕을 먹었다"고 고백했다. 이후 그녀는 '자기관리의 끝판왕'이라는 닉네임이 생길 정도의 독한 다이어트 후 현재는 핑클 4명의 멤버 중 가장 몸매와 피부가 좋다는 평을 듣게 되었다. 그런 자신감 때문인지 '위키드'에 이르기까지 옥주현은 뮤지컬 배우로 승승장구해 왔다.

사실 이미지가 전부에 가까운 연예계에서 이런 사례를 찾는 건 그리 어려운 일이 아니다. 학창시절 72kg에 육박했던 강소라 역시 데뷔 초창기만 해도, 예쁜 얼굴이었지만 살집이 있어 세련된 이미지는 아니었다. 이후 20kg 정도를 감량하며 등장한 그녀에게는 '베이글녀' '닮고 싶은 명품 몸매'라는 찬사가 이어졌다.

두 사람이 미운 오리새끼에서 우아한 백조로 변신이 가능했던 건 다이어트 때문이다. 다이어트로 슬림한 몸매는 물론 얼굴까지 동안이 되면서 세련되고 호감 있는 이미지로 변신한 셈이다.

전후 사진이 없으면 짐작하기 어려운 모습으로 변신한 이영현도 있다. 결혼 5년 만에 첫 아이를 임신한 후, 비만으로 인한 임신성 당뇨를 진단받고 다이어트를 결심한 그녀는 결국 33kg 감량에 성공했다. 빅마마 활동 당시에도 뚜렷한 이목구비로 '살만 빼면 예쁘겠다'는 얘기를 듣곤 했던 그녀에게 '긁지 않은 복권에 당첨된 것처럼 아름다워졌다'는 찬사가 쏟아지고 있다.

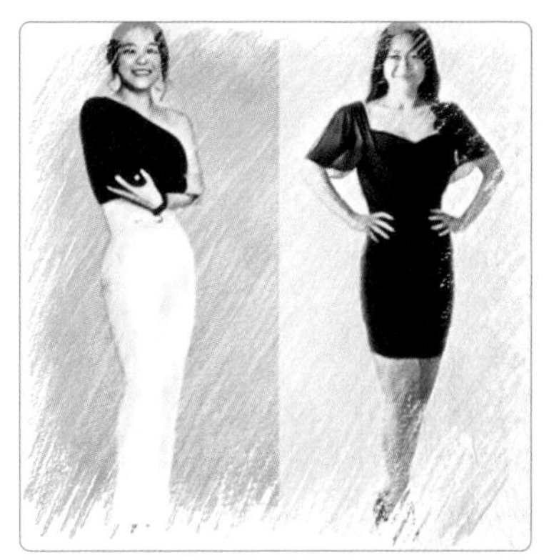

이들의 사례에서처럼 현대인들의 다이어트는 단순히 건강만을 위해서가 아니다. 젊고 아름다워 보이고 싶은 욕망도 큰 몫을 하는 것이다. 성형외과에 지방흡입 문의를 하는 대부분의 사람들도 마찬가지이다. 다이어트가 쉽지 않은 점도 있지만 잘 빠지지 않는 숨

겨진 지방조직이 많기 때문이다.

## 지방흡입술, 전체적인 밸런스가 중요해

성형수술 관점에 본다면 지방흡입술은 원칙을 잘 지킨다면 매우 효과적이고 피부탄력이 어느 정도 회복된다면 다이어트와 달리 잘 재발하지도 않는 효과적인 접근인 것은 맞다.

파워지방흡입

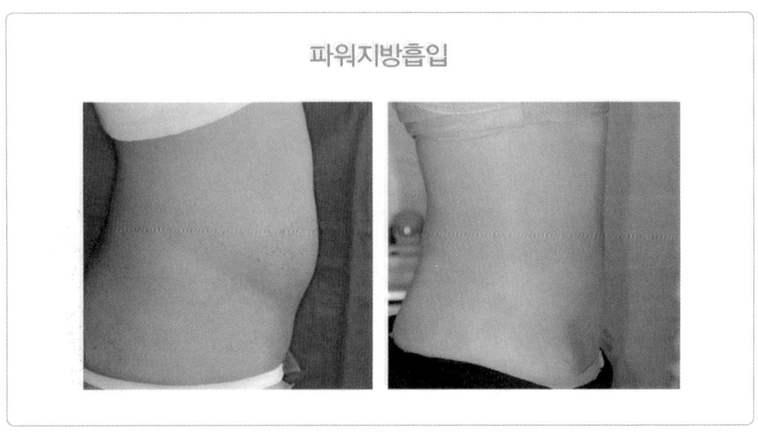

'가급적 넓은 영역을 과도하지 않게!' 이것이 성형전문의로서 지방흡입에 임하는 나의 원칙이라고 생각한다. 젊고 아름다워 보이기 위해 하는 지방흡입 시 흡입의 양보다 노출되는 부위의 전체 밸런스가 더 중요하다는 점이다.

매우 당연해 보이는 원칙일 것 같기도 하지만 실제 수술과정에서 이러한 원칙보다는 특정 신체부위의 볼륨을 줄이는 데에 포커스가 맞추어 있는 경우가 많고, 심지어 특정 신체부위에서도 특정 국소부위만을 타깃으로 하여 저가 수술비용으로 현혹하는 광고문구도 많이 보게 되는데, 사실 지방조직은 국소적으로만 축적이 될 수도, 비대칭적으로 축적이 될 수도 없다.

전체적으로 지방세포의 크기가 커지면서 비만의 패턴으로 커 보이게 되는 게 현실이고, 개인별 신체구조 특성상 특정 부위가 약간 더 도드라져 보일 수도 있는 게 좀 더 정확한 표현이라 할 수 있다. 이럴 경우 효과를 위해 국소부위를 과다하게 하기보다는 연관된 신체부위 전체 단위로 볼륨을 줄이면서 국소적으로 도드라진 부위를 더 꼼꼼하게 볼륨을 줄이는 게 중요하다. 즉 지방흡입을 한 부위와 안 한 부위의 연결이 매우 부드럽고 완만하게 처리되어야 한다는 점이다.

## 지방흡입술, 전체를 균일하고 꼼꼼히 해줘야…

복부 지방흡입은 옆구리를 비롯한 골반 위쪽의 상체부위 전체를 타깃으로 넓게 봐야 하는데, 명치와 갈비뼈 아래인 상복부까지 균일하게 흡입해 주는 게 미적완성도로 볼 때 매우 중요하고, 심지어 브레지어 라인이나 옆구리, 팔과 가슴이 연결되는 뒤쪽 부위까지

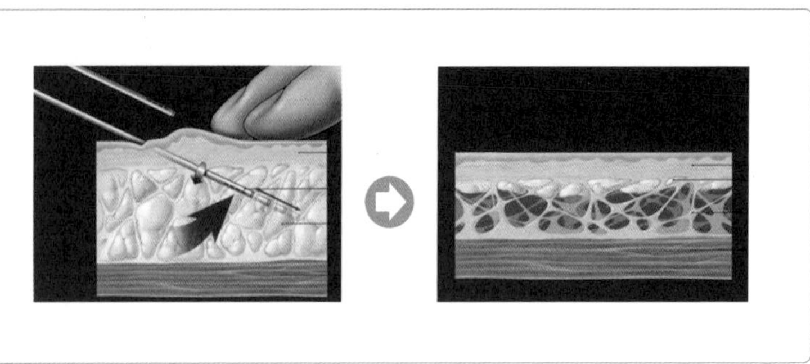

광범위하게 확대하는 경우도 종종 있다. 즉 넓은 상체 부위의 지방에 대해 골고루, 그 대신 과도하지 않도록 완만하게 지방흡입이 이루어진다면 큰 부작용 없이 예쁜 라인도 자연스럽게 잘 살아나게 된다.

현실적으로는 하복부와 옆구리지방을 주 타깃으로 하는 경우가 많기는 하지만 체형상 상복부와 브레지어 라인까지 지방조직이 많은 분도 있는 게 사실이고, 결국 현실적으로 수술을 하고 나름 만족하면서도 나중에 추가적으로 더 확장해서 흡입을 원하는 경우도 종종 있다.

복부만큼 많이 하는 허벅지 지방흡입도 허벅지의 안쪽과 바깥쪽만 집중적으로 흡입하는 데에 그치지 않고, 엉덩이 라인 하방의 허벅지 뒤쪽과 무릎 주변, 특히 무릎 안쪽에 축적되어 있는 지방조직을 균일하게 꼼꼼히 마무리해 주는 게 사실 매우 중요하다.

아무래도 허벅지는 여성분들이 더 관심 있는 부위이고 수술 후

몸에 딱 맞는 옷이나 노출이 있는 옷을 입는 것도 고려하기 때문에 더더욱 티 나지 않게 골고루 울퉁불퉁하지 않게 그리고 밸런스 있게 흡입하는 것이 중요하다.

## 팔과 종아리의 볼륨은 줄이는데 한계가 있어…

복부나 허벅지 이외에 팔, 종아리에 살이 많아 고민을 하는 사람들도 꽤 있는데, 사실 지방보다 근육조직이 많은 경우가 대부분이다. 골격구조인 근육과 뼈는 함께 있지만 뼈의 길이가 길지 않으면 근육이 상대적으로 많아 보이고 뭉쳐 있게 될 수밖에 없는데, 신체의 특성상 종아리 근육 때문에 고민인 사람도 상체에 비해 하체가 짧은 경우가 대부분이다.

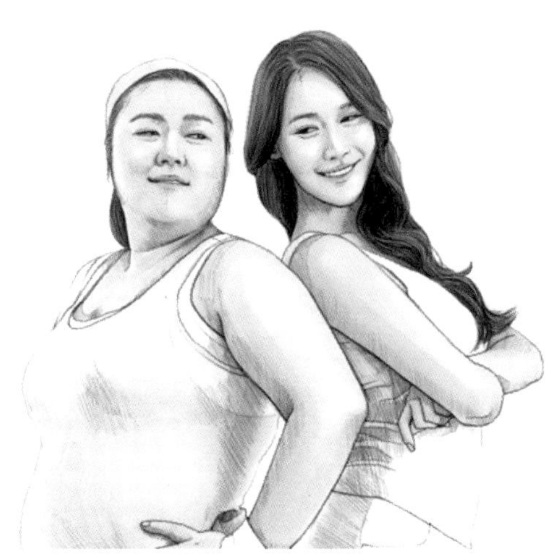

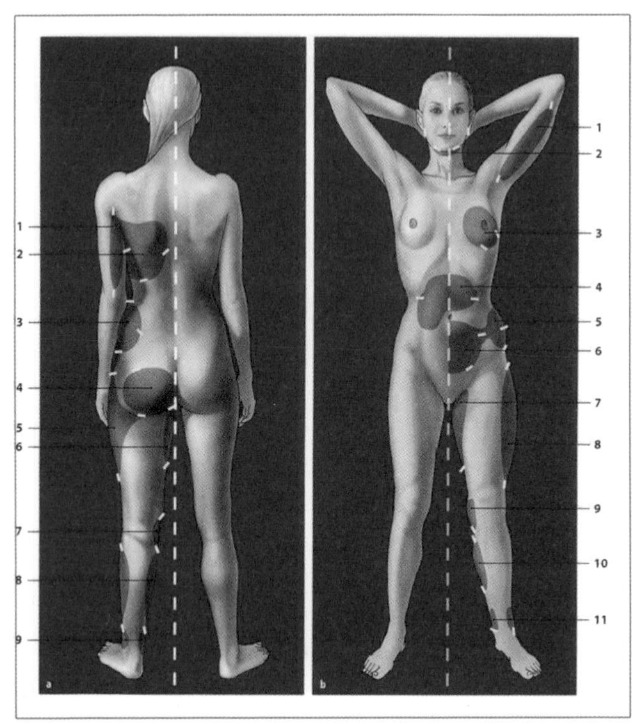


반대로 상체가 짧고 팔이 길지 않으신 분들은 어깨와 팔에 근육이 발달한 느낌을 주고 볼륨감도 많은 게 현실이다. 결국 종아리와 팔의 볼륨을 줄이는 데는 한계가 있다는 얘기이고, 한때 유행처럼 많이 시행했던 '종아리성형'은 운동신경을 타깃으로 하든 종아리 근육조직을 타깃으로 하든 여러 가지 부작용과 효과부족으로 현재는 많이 시행하지 않는 추세이다.

팔과 종아리 지방흡입을 할 경우에는 너무 적극적으로 과다하지 않게 흡입하는 게 특히 중요하다. 노출이 가장 많은 부위이기에 더 그렇다. 무엇보다 중요한 건 전체적인 밸런스인데, 팔 살이 많은 사람은 브레지어 라인이나 옆구리, 팔과 가슴이 연결되는 부위에도 살이 많기 때문에 골고루 지방흡입을 해주는 것이 중요하다. 팔 주변의 상체부위의 볼륨이 감소하면 결과적으로 팔의 움직임에 따른 볼륨의 변화도 적어 매우 슬림한 느낌으로 변화할 수 있게 된다.

## 지방흡입술, 바디라인의 조화와 균형 고려해야…

다이어트로 슬림하고 탄력있는 몸매를 되찾는 게 이상적이긴 하지만 가족특성상 비만체형이 있는 경우나 체형상 특정 신체부위의 지방이 많은 경우에는 지방흡입술이 보조적으로 도움이 되는 것이 사실이다. 지방흡입술은 과다하게 했을 경우 부작용도 만만치 않은 만큼 현실적인 목표치를 두고 밸런스 있게 티 나지 않은 매끄러운 바디라인을 추구하는 게 중요한 것 같다.

chapter 4

# <지방성형 2> 동안을 위해서는 얼굴 지방의 양이 중요하다고

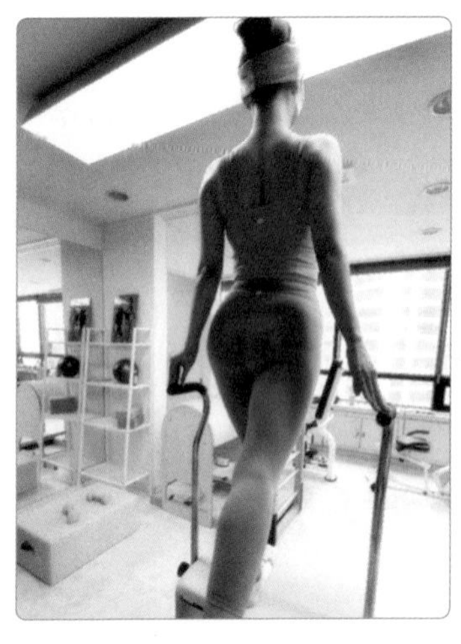

과거에 '약간 비호감'이었던 연예인 중 한 명인 '장영란' 씨가 요즘엔 '완전 호감'형 연예인으로 바뀌어 맹활약하고 있다. 예전에 약간 시끄럽고 까불거리는 이미지와 다르게 내조의 여왕처럼 육아와 내조로 호감형으로 컨셉이 확 바뀌었고, 밝은 이미지는 여전하지만 예전과 다르게 자기관리도 잘하는 쾌활한 이미지로 메인 MC와 CF 모델로 발탁되어 출산 후 오히려 더 활발한 활동을 하고 있다.

다이어트를 선언하고 한 달 만에 몸무게 앞자릿수를 바꾸고 연예인임에도 불구하고 인스타에 셀프로 본인의 몸무게 60.8kg을 인증하고, 다이어트와 함께 운동을 열심히 하면서 일상을 공유하는 매우(?) 인간적인 연예인 모습을 보여 주고 있다. 다이어트를 해도 여전히 탄력 있는 예쁜 얼굴을 잘 유지 중이다.

그녀처럼 '미운 오리새끼' 동화의 주인공을 연상시키는 스토리를 가진 남자 연예인도 있다. '양배추'에서 '조세호'로 변신에 성공한 '조세호'이다.

'양배추'라는 예명으로 데뷔한 이후 줄곧 통통한 이미지로 활동했던 그는 길었던 무명시절을 보내고 유재석과 '유 퀴즈 온 더 블록'에 고정 MC로 발탁되며 몸값을 높이고 있는 중이다. '조세호'로 이름을 바꾼 지금의 그는 이름만 달라진 게 아니다. 두리뭉실했던 예전의 '양배추' 이미지에서 날렵하고 세련된 호감형 얼굴 이미지로 변신했다.

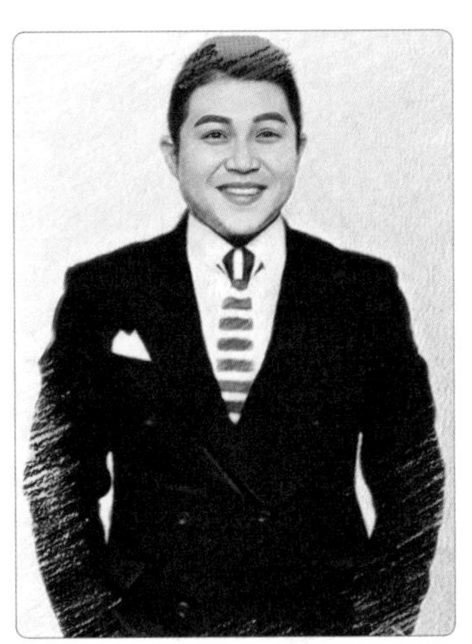

## 살은 빠졌는데 피부탄력이 떨어진다면…

다이어트에서 중요하게 고려되어야 할 것은 젊고 아름다워 보이기 위해서 몸매도 중요하지만 '동안'이라는 맥락에서 얼굴도 잘 관리되어야 한다는 점이다. 다이어트를 심하게 하게 되면 피하지방도 얇아져서 얼굴피부의 탄력도 떨어지고 주름선이 많아져서 나이가 들어 보이는 경우가 많은데 물론 오랜 시간이 지나면 탄력이 어느 정도 회복되지만 고민이 많아질 수도 있다.

반면에 몸매가 날씬해지고 볼살이 좀 빠져도, 여전히 얼굴에 볼살이 많아 나이 들어 보여 고민인 경우도 있는데 이런 경우는 얼굴의 골격구조상 **'무턱'**인 경우가 많다.

## 볼살이 많아 보이는 게 턱이 작아서라고?

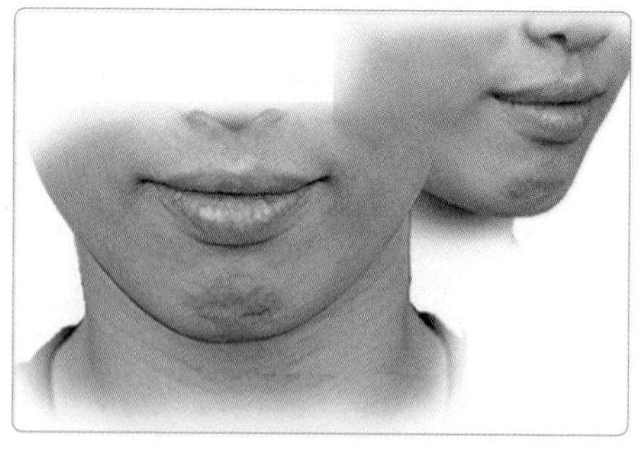

무턱인 사람들은 하안면이 상대적으로 작아서 생기는 경우를 말하는데 골격구조인 뼈의 볼륨보다 피부와 표정근의 볼륨이 상대적으로 많아서 생기는 증상으로 살이 많아 보이고 턱선이 불분명하게 보여 얼굴

의 미적 균형이 좋지 않은 것은 물론 세련된 느낌이 적다.

무턱인 사람들은 턱이 작은 느낌 말고도 근육에 비해 뼈가 작아 표정근 근육이 약간 뭉치는 현상이 생기는 경우가 많은데 입술 아래 턱끝의 근육이 말할 때마다 울퉁불퉁 찌그러지는 현상을 말하는 것으로 나이가 들면서 입가주름도 많이 생기기 쉽다. 턱끝이 뒤로 많이 후퇴한 심한 경우라면 볼살이 상대적으로 더 많아 보이면서 이중 턱선까지 생기기 쉬워서 보다 근본적으로 뼈에 모양 변화를 주는 턱끝 윤곽성형을 권하기도 한다.

## 얼굴윤곽선의 전체적인 밸런스를 고려해야…

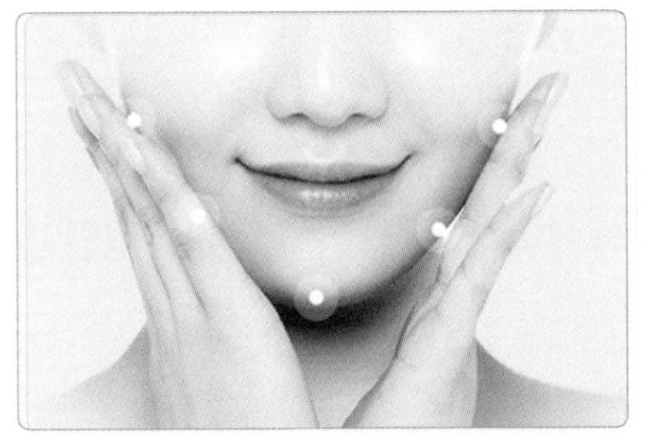

턱끝 볼륨은 필러나 실리콘 보형물로 보강하더라도 볼살은 약간 줄일 필요가 있는데, 지방을 녹이는 레이저를 후 시행하는 지방흡입으로 어느 정도 줄일 수는 있지만 부작용까지 고려한다면, 얼굴지방흡입은 적극적으로 접근하기에 약간 부담스러운 점이 있는 게 사실이다.

다만 볼 자체보다 턱선에서 목으로 이어지는 이중턱선의 지방조직은 비교적 안전하게 부작용 없이 흡입방식으로 효과적으로 줄일 수 있다.

얼굴 볼살은 현실적으로 수술방식보다는 부담없고 안전한 고주파나 초음파를 이용하여 지방을 분해하고 콜라겐 재생을 유도하는 리프팅 레이저 시술이 더 인기가 있는 편인데, 특히 울쎄라나 써마지가 효과나 안전성에서 어느 정도 인정되고 입증된 시술이다.

울쎄라는 강력한 고강도 초음파 에너지를 피하지방과 근막에 전달해, 지방을 분해하고 늘어진 피부 속을 수축시켜 처진 피부를 타이트하게 당겨주는 리프팅효과를 내는 시술이다.

써마지는 피부 타이트닝 효과가 메인으로, 고주파 에너지로 표피를 보호하면서 지방조직보다 진피와 피하지방층에 조사해 노화된 콜라겐을 재생시키게 한다.

## 볼살이 많은 느낌을 개선하려면 원인파악부터 해야…

이처럼 다이어트 성형을 고려한다고 하더라도, 얼굴 같은 경우는 지방흡입보다 턱끝 윤곽성형이 우선 되어야 하는 경우도 있고, 얼굴 지방흡입이 필요한 경우라도 안전을 생각하면서 다른 부위와의 조화, 환자의 지방량 및 늘어짐, 얼굴형태 등을 종합적으로 고려해야 한다.

그만큼 전문의의 수술 경험과 숙련도가 수술 결과 및 만족도를 좌우한다는 생각을 하며 지방성형을 바라보는 자세를 가다듬어야 한다.

chapter 5

# <피부레이저 1> '구미호뎐'의 이동욱, 그를 더 이동욱답게 하는 건

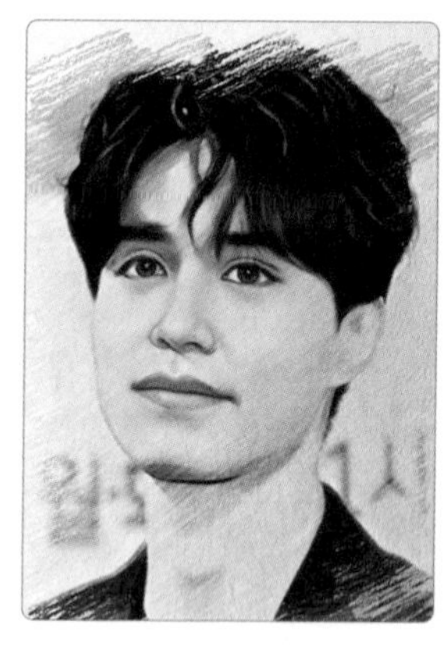

대한민국 사람들이라면 누구나 알고 있는 전설 속 구미호. 우리가 알고 있는, 그리고 상상하게 되는 구미호는 일관되게 여자였다. 그런 고정관념을 깨고 등장한 인물이 이동욱이다. 웰메이드 판타지 멜로 드라마 '구미호뎐'에 남자 구미호로 등장한 이동욱은 그야말로 '자체발광'이다. '간 대신 민트초코 아이스크림을 즐겨 먹게 생긴 구미호'라는 평이 딱 맞춤하다는 생각이 들 정도로 세련된 모습이다. 그런 이동욱을 보고 있자면, 가장 주목되는 게 티 하나 없이 새하얀 피부다. 실제로 그는 '피부 좋은 남자 연예인' 상위 랭크에 항상 언급이 되고 있다.

그런 강점을 바탕으로 화장품 모델을 하기도 했다. 또한 피부에 대한 토크를 다루는 예능 방송에는 빠짐없이 나왔던 것 같다. 이국적인 외모, 날렵한 콧날의 만찢남(만화를 찢고나온 남자)인 이동욱의 이미지를 더욱 이동욱답게 하는 건 하얀 피부다. 티 없이 깨끗하고 하얀 피부로 인해 그는 늘 '도깨비'의 저승사자나 '구미호뎐'의 구미호로, 판타지 드라마의 주인공을 꿰차는지도 모르겠다.

'남자도 피부구나' 하는 생각이 드는 이동욱의 흠 없는 피부는 '피부가 사람의 인상을 결정하는데 얼마나 중요한 역할을 하나'라는 생각을 더욱 확고히 하게 한다. 예전부터 '백옥 같은 피부'를 동경했던 사람들은 지금도 여전히 '피부 미인' '동안 피부'를 동경한다. 유명인들 중에서도 얼굴보다는 피부가 매력적이라는 점 때문에 부각되는 이들이 제법 있다.

## 건강한 피부, 판단의 기준은 피부발색

사람들이 '피부가 좋다'고 얘기하는 건 피부 표면을 보고 얘기하는 것이 일반적이다. 피부상태에 대한 판단이 피부표피의 색소가 많은지 여부와 전반적인 피부톤이나 발색 등 피부질감의 상태 두 가지 관점으로만 봐도 된다고 해도 과언이 아닌데, 첫 번째 요소인 피부에 색소침착 여부가 사실 더 눈에 띄고 전체 얼굴의 피부 느낌에 큰 영향을 주는 것은 맞지만, 색소와 전혀 상관없이 보습이 잘 되어져 있는 촉촉하고 건강한 피부상태 또한 매우 중요하게 생각해야 하는 피부 관점이다.

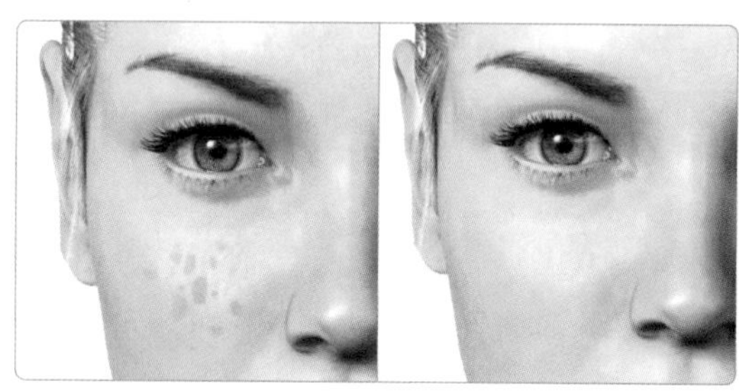

피부건강을 논하자면 표피도 중요하지만 장기적으로는 표피보다 10~40배가량 두꺼운 진피가 좋아져야 한다. 우리 피부조직은 표피 진피와 같은 피부와 피하지방과 같은 피부 아래 조직으로 함께 구성되는데 피부를 구성하는 대부분의 층은 진피다. 그러므로 피부 탄력 등을 위해서는 표피보다는 진피가 좋아져야 한다.

일상적인 피부생활습관이 중요하고 영양상태, 스트레스 관리 등이 중요하다지만 피부가 더 좋아지고 싶은 고민은 누구나 살아가면서 한번쯤 해 봤을 것 같다. 의학기술의 발달과 함께 의료장비산업도 발달하여 진피

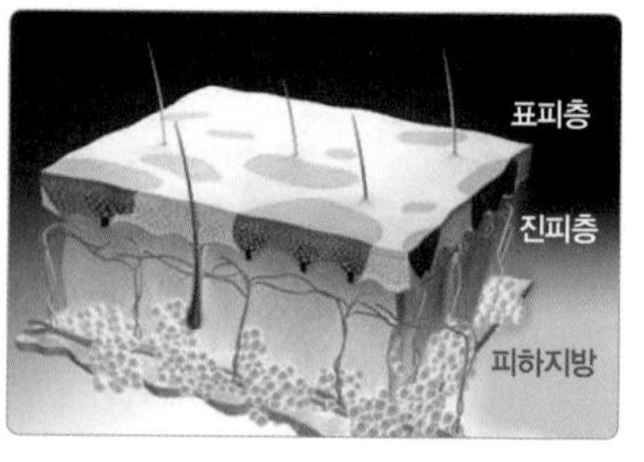

건강에 좋은 영향을 주는 여러 훌륭한 레이저는 끊임없이 등장했고, 적절한 선택을 한다면 누구나 피부미인(?)이 될 수 있는 시대가 된 듯하다.

### 피부의 결과 톤, 질감이 개선되어야…

성형도 마찬가지이지만 피부 역시 자신의 특성에 맞는 방법과 레이저를 선택하는 게 우선이다. 근데 피부레이저의 종류가 너무 많고 장점만 나열하듯이 얘기해서, 일반인이라면 정작 충분한 효과가 있을지 어떤 게 나에게 적합한 것인지 판단하기가 쉽지 않은 게 현실이다. 이번 컬럼에서는 피부색소 치료보다 피부의 결과 톤, 질감의 개선에 대한 내용을 우선 다루고자 한다.

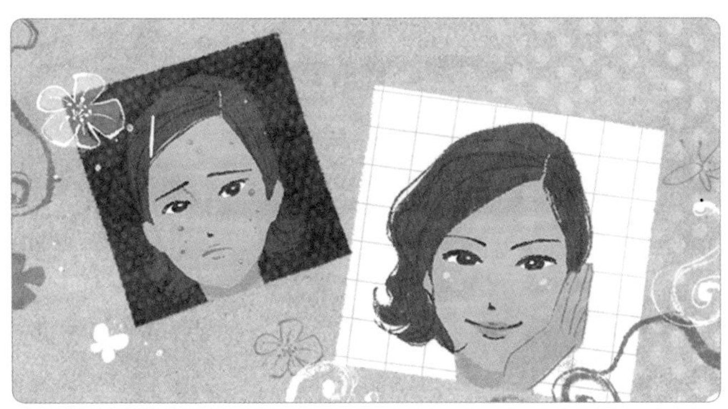

피부는 표피치료와 진피치료의 타깃에 따라 레이저 선택이 달라질 수 있는데, 레이저는 기본적으로 피부에서 떨어져서 피부를 향해 조사하는 방식이라 레이저파장과 에너지의 크기에 따라 피부를 투과하는 속성이 많이 다르다. 피부질감의 치료에 사용되는 일반적인 적외선영역의 레이저의 경우 크게 보면 피부를 깎아내는 방식(Laserablation)인지 피부를 열로 데우거나 응고하는 방식(Lasercoagulation)인지 나뉘게 된다.

말이 좀 어렵지만 그냥 물리적으로 단순하게 피부를 벗겨내는 방식인지 피부의 색소나 혈관 등 특정한 조직에 에너지가 더 흡수되면서 피부에 열에너지를 전달하고 응고하는 방식인지에 따라 2가지로 나뉘게 되는데, 각각 레이저의 에너지크기와 파장이 달라서 특징과 장점이 다르다.

## 피부치료에 이용되는 레이저 특성은 2가지

**'깎는 방식**(ablation)'은 피부특성에 상관없이 피부를 깎고 태우는 레이저의 특성상, 표피와 진피 일부를 안전하게 없애는 박피효과(peeling)가 있어서 노화된 표피와 진피세포를 새로운 표피, 진피세포로 교체하여 물리적으로 건강해지는 효과가 있다.

대표적으로 '프락셀'이라고 불리는 레이저인데, 프락셀(Fraxel)®은 사실 특정 제품 이름이라 이 이름으로 통칭되는 것은 잘못된 표현이고, 정확한 명칭은 CO2-fractional(프락셔널) 레이저이다. 에너지가 매우 강한 CO2 레이저파장을 사용해서 박피를 하는 레이저로, 강한 레이저에너지를 작은 '점'처럼 잘게 분산시켜서 조사하여 부작용 없이 충분한 에너지를 피부에 전달하는 개념의 레이저이다.

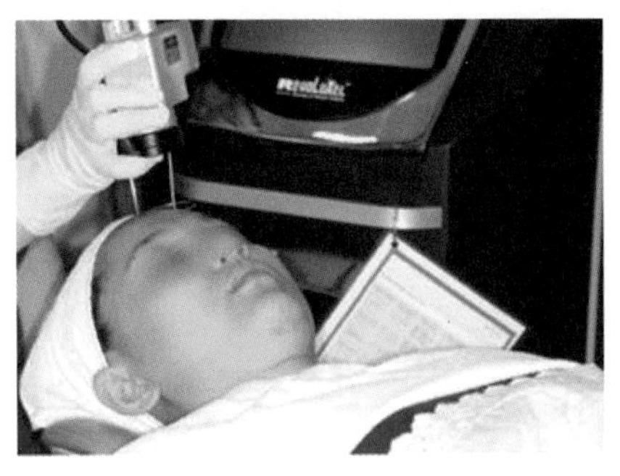
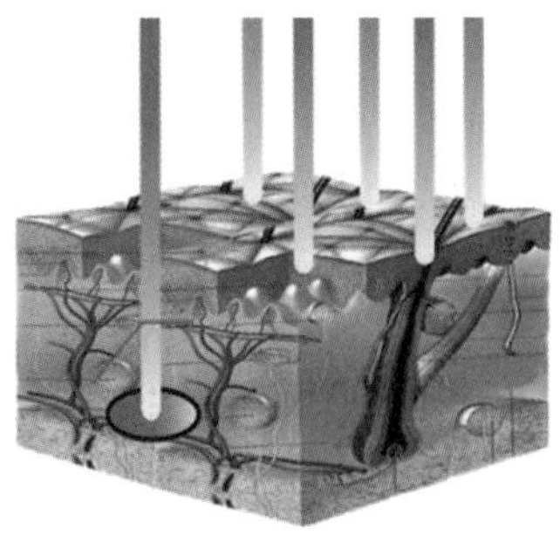

**'응고하는 방식**(Coagulation)'의 레이저는 강한 에너지는 아니지만 피부노화의 원인이 되는 색소침착이나 혈관확장증 치료를 하는데 사용되고, 노화된 피부를 탈락시키고 건강하게 재생하는 효과를 낸다. 초창기 프락셀(Fraxel)®도 사실 이 분류에 해당되는데, 여러 파장에 따라 메인효과가 다르고 조사방식도 다양해서 레이저의 종류도 많은 편이다.

복잡한 레이저와 달리 화학적 성분의 산성(acid) 액체로 잘 조합해서 만들어진 필링(chemical peeling) 시술도 잘 응용한다면 레이저의 효과에 근접한 결과를 낼 수 있지만, 시술의 일정한 결과와 강도조절 면에서 보다 정확한 레이저 시술이 더 보편적인 게 사실이다.

건강한 진피 관리를 위해서라면 레이저도 잘 선택하여 사용해야 하는데, 그러려면 소비자도 레이저의 특징을 어느 정도 이해하는 게 중요하다.

구체적인 레이저 장비에 대한 분류 및 리뷰는 피부레이저 2에서 다루고자 한다.

chapter 6

# <피부레이저 2> 프락셀 레이저(?)가 다 같은 종류가 아니라고

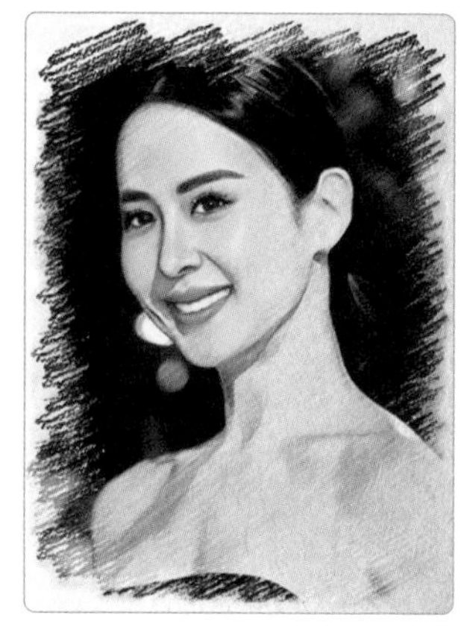

'피부'하면 빼놓을 수 없는 이로 '기생충'으로 글로벌 스타가 된 조여정이 있다. 작은 두상과 또렷한 이목구비도 예쁘지만 영화나 시상식장에 등장할 때마다 항상 피부에 빛이 나는 이가 그녀다. 아쉽게도 피부 톤은 어두운 편이지만 도자기처럼 매끄럽고 탱탱한 피부는 그녀의 나이를 10년은 어려 보이게 한다.

그녀를 보면서 '무조건 백옥같이 하얀 피부만 아름다워 보이는 게 아니다'라는 생각을 하곤 한다. 그녀처럼 피부 톤은 어두워도 모공이 좁고 탄력이 있으면 건강하고 빛이 나는 피부로 보인다는 점이다. 실제 그녀는 건강한 피부관리를 위해 매일 요가와 다이어트로 자기관리를 철저히 하는 것으로 알려져 있다.

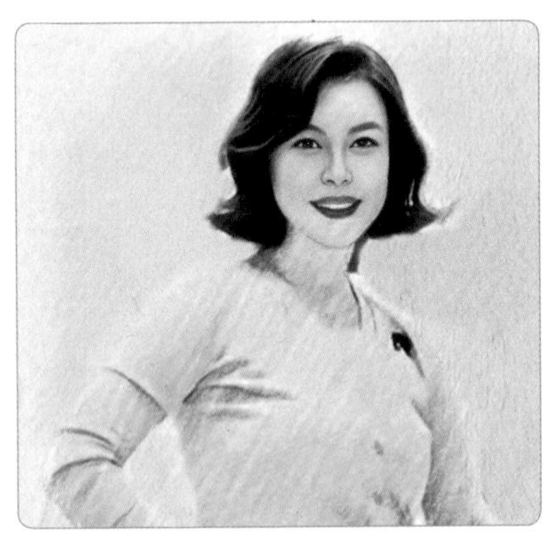

누구도 부인할 수 없는 피부미인 중 한 명인 최화정은 50을 훌쩍 넘긴 나이임에도 불구하고 얼굴은 물론 목까지 주름 하나 없이 맑은 피부를 뽐낸다. 그래서인지 항상 자신감이 넘친다. 그 덕분에 우리는 여전히 '밥블레스유'에서, 그리고 홈쇼핑 채널에서 활력 있는 그녀의 모습을 대할 수 있다.

이처럼 현대는 얼굴로만이 아니라 '물광 피부' '동안 피부' 등의 피부미인으로도 사랑받고 인정받는 시대가 된 걸 실감한다. 그건 아마도 과학기술의 발전으로 더욱 강력해지고 효과적인 레이저 덕분인지도 모르겠다.

'레이저'하면 뭔가 막연한 첨단장비(?)의 느낌이 있을 수 있는데, 먼저 레이저(LASER)라는 단어를 이해할 필요가 있다. LASER(Light Amplification by Stimulated Emission of Radiation)는 복잡한 영어단어의 조합인 합성어로 원래의 의미는 '복사선의 유도 방출에 의한

빛의 증폭', 그러나 일반적으로는 '특수한 파장 성질을 띤 빛 자체'를 말하거나 '레이저 빛을 발생하는 장치'를 가리킨다.

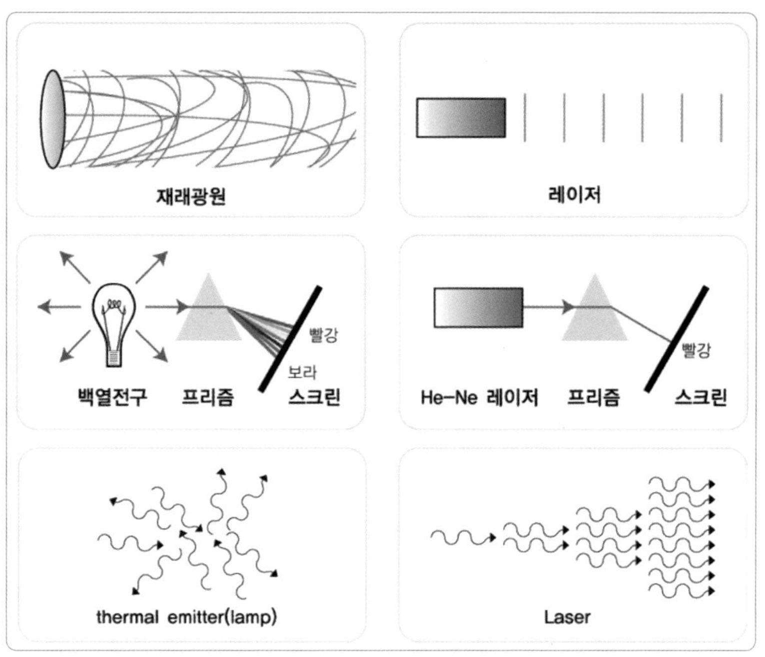


## 레이저는 파장에 따라 종류가 매우 다양

레이저는 파장의 종류, 에너지 증폭과 전달 방식에 따라서 제품도 많고, 치료할 수 있는 범위도 다르기 때문에 파장으로 분류해서 이해는 것이 올바른 분류 방법이라고 할 수 있다. 즉 무작정 최신형 레이저가 좋은 게 아니라, 자신의 피부상태를 가장 효과적으로 개선할 수 있는 레이저를 선택하는 것이 좋다.

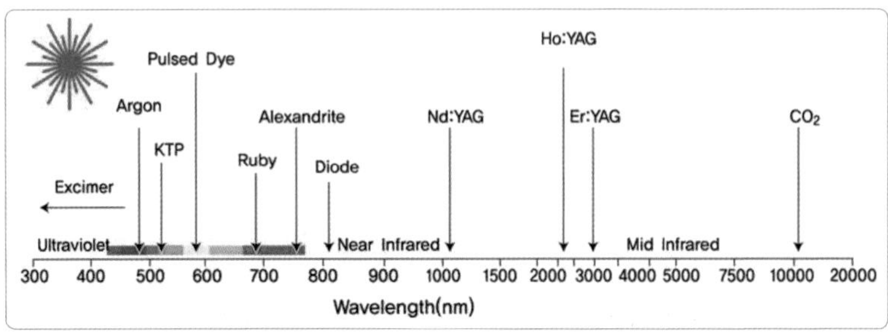


빛에너지는 크게 자외선-가시광선-적외선 영역으로 나눌 수 있고 적외선으로 갈수록 파장은 길다고 볼 수 있고, 주로 치료에 사용되는 레이저의 파장 영역은 가시광선과 적외선 영역이다.

좀 어려운 얘기인 것은 알지만, 파장에 따른 레이저를 크게 분류해 보자면 다음과 같다.

### 1. 가시광선 파장의 레이저(380~780nm)

주로 색소치료나 혈관치료에 사용되는 레이저이다. 레이저의 에너지가 침투되는 깊이는 깊지 않아서 주로 안면홍조&모세혈관 확장 같은 문제나 잡티, 주근깨, 색소 침착 같은 표피성 색소 문제를 해결할 때 주로 사용된다. 532nm 파장을 이용하는 엔디야그 레이저, Dye(다이)레이저, Ruby(루비)레이저, Alexandrite(알렉산드라이트)레이저가 유명하다. 롱펄스 방식으로 제조된 알렉산드라이트 레이저(ex-클라리티레이저®)는 에너지가 진피 상부까지 깊이 침투되기 때문에 최근에 색소치료나 문신치료를 위해 많이 사용된다.

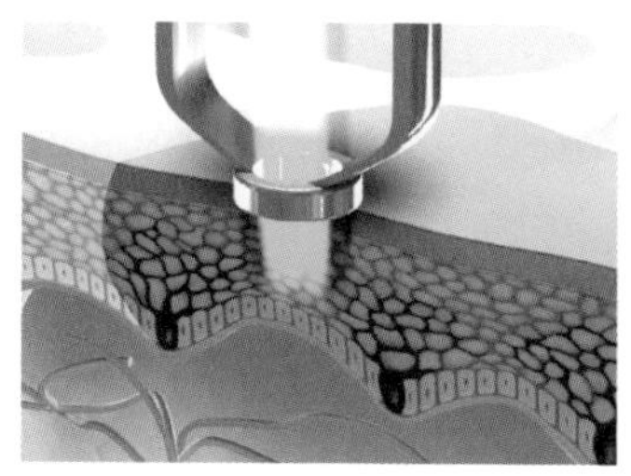

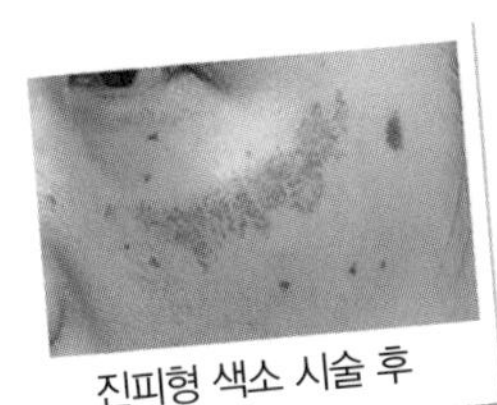

진피형 색소 시술 후

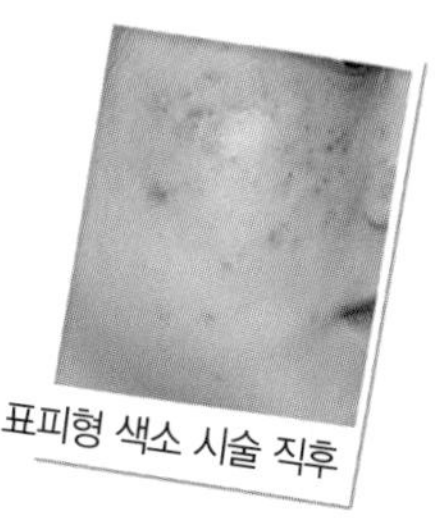

표피형 색소 시술 직후

## 색소치료나 혈관치료에 효과적인 레이저는 각각 따로 있어

### 2. 근적외선 영역의 레이저(780~3000nm)

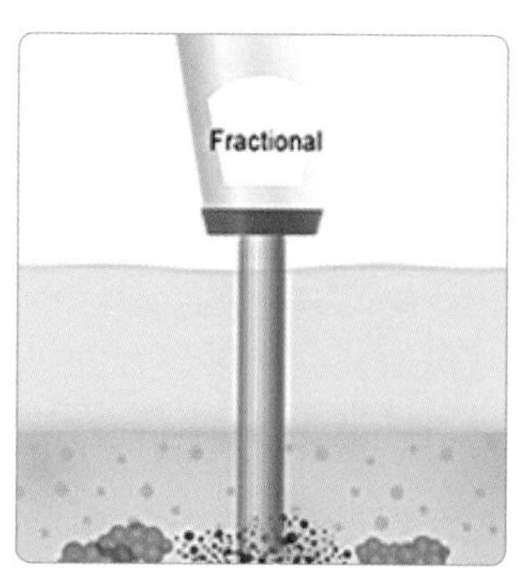


색소치료의 대명사인 '레이저 토닝'에 사용되는 엔디야그 레이저(1064nm)가 이 파장대이다. 엔디야그 레이저는 롱펄스(Long pulse)와 큐스위치(Q-switch), 피코(Pico) 세 종류가 있는데 이는 에너지를 보내는 시간의 차이로 구분된다. 즉 롱펄스방식은 긴 시간 동안, 큐스위치와 피코방식은 짧은 시간에 같은 에너지를 조사하는데, 시간이 가장 짧아 요즘 이슈가 되는 피코방식은 자잘하게 색소를 타격하여 부수는 느낌으로, 롱펄스는 열로 데우고 응고시킨다는 느낌으로 조사한다고 생각하면 된다.

같은 1064nm 파장이라도 레이저토닝은 깨부수는 숏펄스방식으로 치료하는 것이고, 롱펄스 엔디야그 레이저는 긴 펄스의 빛의 특성상 피부 깊숙이 침투해서 열에너지를 전달하기 때문에 깊은 혈관, 제모, 리프팅 등에 효과적이다.

## 레이저마다 에너지를 전달하는 방식과 시간이 다르다

피부레이저 1에서도 언급했듯이 적외선 레이저는 기본적으로 파장의 크기에 따라 열에너지를 전달하는 특성이 크게 Coagulation(데우면서 응고함) / Ablation(조직을 태우고 깎아냄)의 두 가지 특성을 함께 갖고 있다.

Coagulation방식의 특성을 많이 갖고 있는 레이저로는 예전에 많이 사용되었던 1440nm 전후 파장의 엔디야그 레이저(Original Fraxel®)가 유명하다. 열에너지 전달로 노화된 피부의 색소나 혈관 문제를 개선하면서 피부박피도 유도하는 목적으로 개발되어 많이 사용되었지만, 지금 기준으로는 효과가 충분하지 못한 면도 있어서 최근에는 많이 사용되지 않는다.

Ablation방식의 레이저는 로터스(Lotus-II®)라고 불리는 어븀야그(2940nm) 레이저가 대표적이다. 열에너지 전달을 최소로 하면서 깎는 효과가 뛰어나 깎인 표피가 딱지가 떨어지고 재생되더라고 색소침착 같은 부작용이 거의 없어서 부담없는 박피시술 효과가 탁월하다. 피부가 얇은 사람도 2번 이상 시술하는 경우 피부변화가 매우 커지며 모공관리 효과에도 좋다. 다만 진피의 개선효과가 약한 편이어서 단독보다는 복합 시술시 시너지를 더 발휘한다.

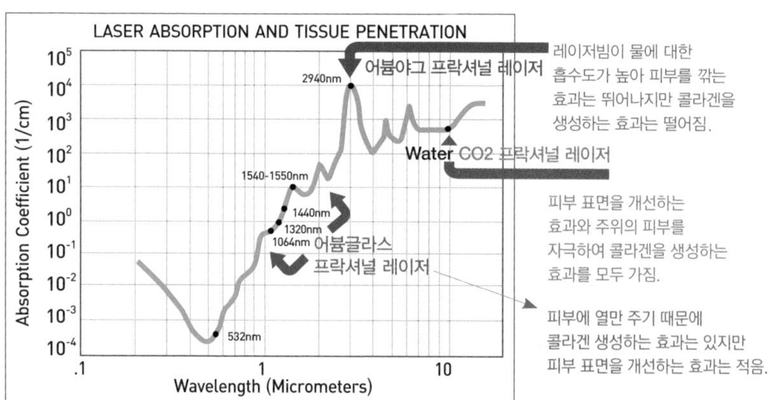

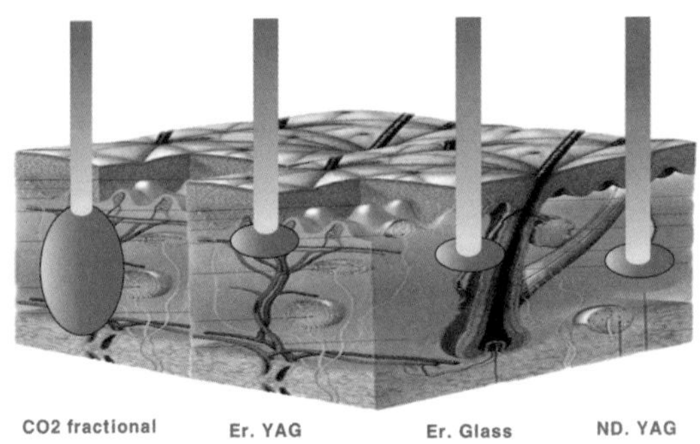


최근에는 1927nm 파장을 이용하는 '라셈드(Lasemd®)'레이저가 주목을 받고 있는데, 1927nm 파장의 툴리움레이저가 시술 부위에 살짝 표피만 깎는 채널을 만들어(Sub-ablation), 미백물질을 침투시키고 진피의 재생을 유도하여 기미가 옅어지는 방식이다. 기미뿐 아니라 여드름 자국, 모공, 칙칙한 피부 등의 개선에도 도움이 된다. 라셈드는 단순 시술이라기보다는 앰플침투를 목적으로 한 인큐베이팅 프로그램이라고 할 수 있다.

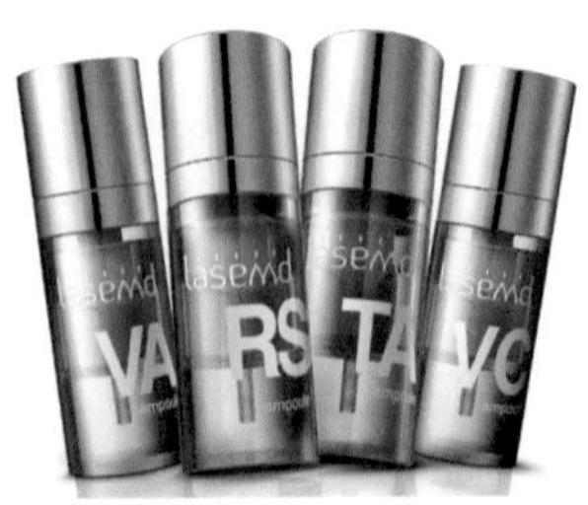


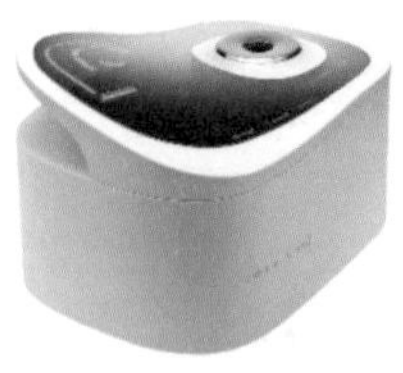

기존의 기능성 화장품의 진피 도달률이 낮은 것에 착안해, 유효 성분을 피부에 직접 공급해 주어 피부가 스스로 밝고 맑고 생기 있게 좋아지는 것을 돕도록 고안된 최신 레이저와 화장품의 복합 시술이다.

### 3. 3000nm 이상 적외선 영역의 레이저

레이저는 에너지가 높을수록 잘 피부를 깎아내고 열에너지를 전달하는 효과가 더 큰데, 3000nm 이상의 레이저는 에너지가 강한 만큼 표피가 깎이는 박피 효과와 콜라겐 형성, 모공 수축효과가 탁월하다. 'CO2 프락셔널(Fractional)' 레이저(10600nm)가 대표적이다.

박피레이저의 대명사이자 많이 사용되는 레이저로, 강한 레이저 에너지가 프락셔널(Fractional, 에너지를 작게 분할하는)방식으로 큰 사이즈의 렌즈를 통과, 넓은 면적의 피부에 랜덤으로 조사하게 하여 부작용을 최소화시키면서 피부 박피 효과를 크게 얻을 수 있다.

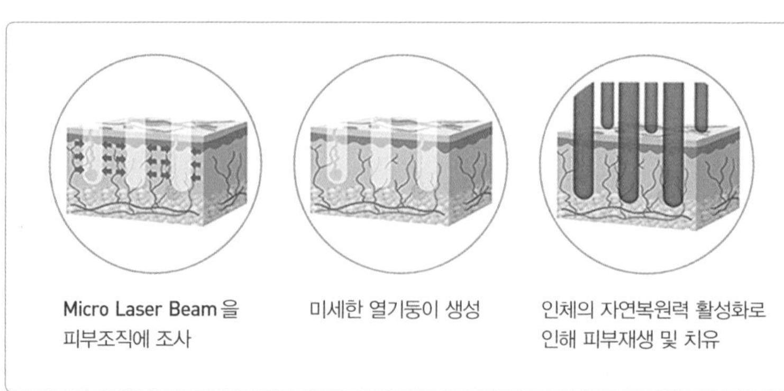

Micro Laser Beam 을
피부조직에 조사
미세한 열기둥이 생성
인체의 자연복원력 활성화로
인해 피부재생 및 치유


프락셔널레이저와 비슷한 효과를 보이나 진피치료 효과가 더 뛰어나고 시술 후에 표피탈락 효과가 심하지 않아 바로 일상생활을 할 수 있다는 장점이 있는 '인피니(INFINI®)'도 있다. 인피니는 미세한 마이크로 침이 피부 속에 침투되어 고주파로 자극을 주어 피부 진피층의 콜라겐과 엘라스틴의 재생을 유도하는 레이저다. 기존 레이저 시술과는 달리 표피효과는 떨어지지만 피부 표피에 전혀 손상을 거의 주지 않아 시술 후 회복 시간이 빠르다는 장점이 있다.

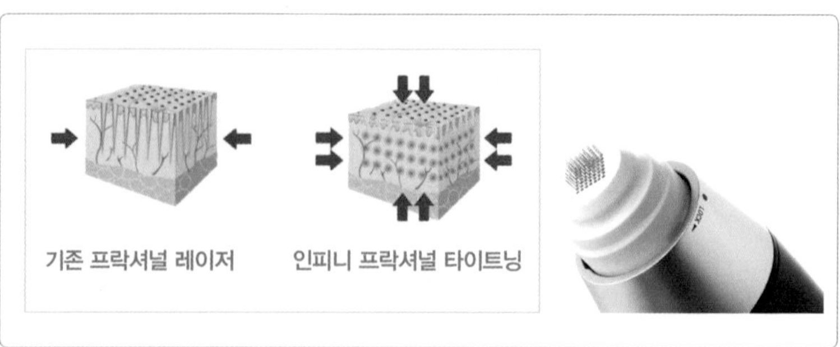

피부미인이 되기 위해서는 피부 표피는 물론 색, 결, 탄력, 톤 모두가 관리되어야 한다. 그리고 현대의 발전된 레이저는 생각보다 쉽게 이를 가능하게 한다. 단, 자신에게 맞는 레이저는 어떤 것인지 어떤 방법으로 하는지를 찾는 게 관건이다. 그리고 '과하지 않게!' 피부 치료 역시 기본에 충실해야 한다는 생각이다.

# 에필로그

세상 모든 일은 처음이 힘들다고, 한 번 책을 출간하니 두 번째 출간을 결심하기까지 크게 고민을 하지 않았던 것 같습니다. 그동안 쌓아왔던 생각들을 표현하는 것에 대한 필요성에 약간의 자신감이 붙었던 것 같습니다.

온라인 디지털과 스마트폰 정보가 대세인 세상에 살면서 가장 아날로그적인 방식으로 고객과 소통하려는 시도가 성형분야에서는 적합하지 않을 수 있음을 잘 알지만, 원고를 정리하면서 저부터 생각이 달라져서 꼭 그렇지만은 않겠구나 하는 생각을 해 보게 됩니다.

정해진 표현공간에 함축되고 정돈된 언어로 정보를 전달하는 방식은 예나 지금이나 의미가 있고, 화려한 시각자료나 사진자료는 부족하더라도 글을 읽으면서 상상하고 차분하게 합리적인 판단을 하기에 책으로 된 정보도 나름 의미가 있지 않을까 자평합니다.

많은 고객들을 만나면서, 20대 전후 고객보다 40대 이후 고객분들이 더 겁이 많고 고민과  의심, 걱정으로 예민해진 모습을 보게 됩니다. 포털사이트에 정보는 넘치지만 홍보성 정보가 많을뿐더러, 즐겨 가는 커뮤니티의 정보조차 깐깐하게 색안경을 끼고 봐야 하는 게 미덕인 시대에 살고 있기 때문일 것이고, 또 살아오면서 주변에 이런저런 걱정되는 상황을 많이 보셨기 때문일 것이라고 생각합니다.

사실 복잡한 정보의 시대에 결국 성형외과 의사로서 고객에게 신뢰받는 핵심은 이미 알려진 평판도 있겠지만, 사전 상담 시 충분한 정보의 제공, 수술의 장단점을 최대한 객관적으로 판단하게 도와드리는 것뿐인 것 같습니다. 불안함과 걱정은 대부분 내용을 잘 모르는 데서 기인하는 것 같고, 정보를 취득하는 순발력이나 이해력은 개인마다 다를 수 있기에, 최대한 핵심 정보를 눈높이에 맞춰서 정돈된 표현으로 소통하게 되면 많은 분들이 표정부터 좀 더 편안해 지시는 것을 경험합니다. 때로는 수술이 도움되지 않음을 이해하시기도 하구요.

이 책은 그런 취지의 연장선상에서 출발합니다. 수술 후 변화된 이미지에 대한 막연한 걱정 또는 과도한 기대에 관한 생각을 어느 정도 현실화하고 함께 예측한 결과가 예상에 가깝게 나온다면, 같은 결과에 대해서도 편안하게 받아들이게 되고 전반적인 수술 전후 과정 자체를 긍정하게 되지요. 반면에 사전에 설명이 충분히 흡족하지 못했다면, 결과에 대한 판단도 왜곡되게 판단하는 경우가 많고 결국 불만이 쌓이고 해피엔딩이 되기도 힘듭니다.

성형수술은 한 개인에게 있어서 큰 결심이자 심리적으로 미치는 영향도 크기에 '성형외과 의사는 수술하는 정신과 의사'라고 하는 우스갯소리도 있지요. 그만큼 의사이자 성형전문가로서 기술적인 완성 외에도 수술 전후에 일어나는 고객의 생각 흐름을 역지사지 입장에서 읽고 미리미리 소통해야 하는 것은 아무리 과장해도 지나치지 않은 것 같습니다.

연예인은 많은 사람들에게 노출되면서 선망의 대상으로 바라보기도 하고 닮고 싶기도 한 존재이지만, 연기력에 따라 느껴지는 이미지도 다른데, 절대적인 외모 외에도 개성과 표정에서 오는 매력도 외모에 큰 역할을 하기에 '개성이 담긴 외모의 레퍼런스'로 삼기에 좋은 것 같습니다. 글을 연재하는 내내 연예인의 명성에 '누'가 되지 않도록 신경을 썼고, 그들의 외모에서 느껴지는 긍정적인 모습과 살아온 삶의 궤적을 함께 리뷰해 보면서 제가 좋아하는 아름다운 '동안'의 의미를 다시 한 번 생각해 보는 즐거운 시간이었던 것 같습니다.

오랜 시간 글을 쓰고 마무리하는데 큰 도움을 주신 김향선 팀장님과 김두미 실장님께 감사드립니다. 그리고 오늘날 성형외과 의사로서 성장하도록 키워주시고 소중한 가르침을 아낌없이 나누어 주신 은사님들(박병윤 교수님, 정윤규 교수님, 김석원 교수님, 노태석 교수님, 이원재 교수님)께도 마음 담아 깊이 감사드립니다.